药学类专业实验教学指导丛书

药物分析
实验指导

主　编　丁俊梅

参　编　王汉国　牛　娟

重庆大学出版社

内容提要

本书是药学类相关专业《药物分析》教材的配套实验用书,其内容服务于药学、药品生产技术类专业人才培养目标,同时与执业药师岗位需求相衔接。全书包括12个实验及10个附录,实验部分主要包括药物的鉴别、检查和含量测定等,附录部分主要包括实验常用试剂配制方法、常用仪器分析方法、实验教学大纲和实验考试大纲等。

本书适用于药学类相关专业学生学习药品质量检验的相关知识,并指导学生在具体操作过程中的步骤、方法和注意事项,锻炼学生的操作技能。

图书在版编目(CIP)数据

药物分析实验指导 / 丁俊梅主编. -- 重庆:重庆大学出版社,2022.8

(药学类专业实验教学指导丛书)

ISBN 978-7-5689-3481-7

Ⅰ. ①药… Ⅱ. ①丁… Ⅲ. ①药物分析—实验—医学院校—教学参考资料 Ⅳ. ①R917-33

中国版本图书馆 CIP 数据核字(2022)第 133376 号

药物分析实验指导

主 编 丁俊梅

策划编辑:范 琪

责任编辑:杨育彪　　　版式设计:范 琪

责任校对:关德强　　　责任印制:张 策

*

重庆大学出版社出版发行

出版人:饶帮华

社址:重庆市沙坪坝区大学城西路 21 号

邮编:401331

电话:(023) 88617190　88617185(中小学)

传真:(023) 88617186　88617166

网址:http://www.cqup.com.cn

邮箱:fxk@ cqup.com.cn(营销中心)

全国新华书店经销

重庆华林天美印务有限公司印刷

*

开本:787mm×1092mm　1/16　印张:6.5　字数:165 千

2022 年 8 月第 1 版　　2022 年 8 月第 1 次印刷

印数:1—4 000

ISBN 978-7-5689-3481-7　定价:27.00 元

药学类专业实验教学指导丛书
编写说明

　　"药学类专业实验教学指导丛书"坚持现代职业教育改革方向,体现高等职业教育特色,以技能训练为主线,以岗位需求为导向,以学生就业创业能力培养为核心,依据最新修订的药学专业人才培养方案、专业核心课程的课程标准、实验大纲、考试大纲,结合全国高职高专药学类专业教材及实验教学的现状与发展需求,组织相关教师悉心编写而成。

　　本套教材共8册,主要供药学类相关专业实验教学、技能训练使用,力求优化专业实验教学全过程,努力提高技能水平。重点突出以下特点:

　　1. **适应发展需求,体现专业特色**。考虑药学行业对技术技能型人才的需求,结合职业教育快速发展的实践经验,编写内容注重培养学生的专业技能、科学素质和职业能力,帮助学生培养创新思维,提高创新能力、实践能力和解决问题的能力,充分调动学生学习的主动性、积极性,训练学生的实践设计能力、实际操作能力、分析判断能力和团结协作能力,突出专业特色。

　　2. **精选实验项目,理论联系实际**。紧扣课程标准及最新版规划教材,围绕实验大纲和考试大纲,总结实验教学经验,精选实验项目和实验内容,理论联系实际,具有很强的可操作性。

　　3. **加强学习指导,优化实验过程**。实验指导包括实验准备(预习指导、实验预试、用品准备等)、实验指导(仪器用品选择、操作指导、记录指导)、实验整理(用品整理、实验小结、完成报告)、实验评价(实验技能测试评价、实验报告评价、实验考核)等,力求实现理实一体化。

　　4. **设计表格模块,创新编写形式**。在保持实验主体内容的基础上,表格化设计了"实验预习、预试""实验用品准备""实验过程(内容、方法、记录)"等模块,并附有实验报告,强化实验全程的指导和引领,帮助学生理清思路,体现"做中教,做中学"的现代职业教育理念,有"会操作、能思考、善总结"的职业风范,提高学生分析和解决问题的能力。

　　5. **对接技能大赛,规范操作技能**。结合课程技能操作要求,各实验指导附有综合实训技能测试与评价(或中药传统技能竞赛方案),既可作为学生基本技能训练的操作指南,规范操作,提高能力,增强岗位竞争力,又可作为测试标准,用于评价技能水平。

　　本实验教学指导丛书在编写过程中参阅并引用了部分教材、有关著作和大量实践资料,从中借鉴了许多有益的内容,在此向原作者及出版社深表敬意和感谢。同时,有关药学部门、药品生产企业及大专院校同人提出了宝贵意见和建议,全体编者以高度负责、严谨认真的态度为编写工作付出了大量心血,药学教学部领导及药学教研室对编写工作的顺利进行给予了大力支持,在此一并表示衷心感谢! 在今后的教学使用过程中,欢迎师生提出宝贵意见和建议,以便及时更正并修改完善。

甘肃中医药大学定西校区

药学教研室

前　言

  药物分析是一门综合性的应用学科。药物分析实验是药物分析课程的重要组成部分,是理论联系实际的重要环节,其任务是培养学生树立药品质量观念,熟悉药品检验程序并培养学生具有检验常用药物及制剂的能力。学生通过本实验课的学习,应达到以下要求:

  1.全面了解药品检验工作的程序及各环节的要求。

  2.掌握药品检验常用方法的原理及操作技术。

  3.能运用本课程基本理论及有关专业知识分析和解决实验中的问题。

  4.培养实事求是的科学态度和严谨认真的工作作风。

  为此,学生实验前必须预习,明确实验目的,了解实验内容与方法,考虑实验中应注意的事项及安排实验的进程。学生在实验中应认真操作,仔细观察实验现象并加以分析,做好原始记录,认真分析实验结果,力求做出准确可靠的结论。同时,学生应遵守课堂纪律和实验室规则,注意安全、保持整洁。

  本实验指导内容是根据药学专业教学计划要求,结合甘肃中医药大学实际情况编写的。本书以药品检验中常用分析方法和典型药物及其制剂的分析为主。教师可在使用本书时根据学时数选择实验内容,也可将本书的实例用作课堂教学的参考。

编　者

2022 年 3 月

目录

实验基本要求

1.课前要做好预习,明确本次实验目的、原理和操作要点,熟悉实验内容和主要步骤,预先安排好实验进程,结合理论知识,推导实验中设计的计算公式,估计实验中会出现的问题或误差及处理办法。

2.进入实验室应穿工作服(长发者应将头发收拢于实验帽内),保持实验室安静及室内卫生,不得将与实验无关的任何物品带入实验室。

3.实验中应仔细、认真,严格按实验规程操作,认真练习操作技术,细心观察实验现象,如实记录原始数据,虚心接受教师的指导。

4.注意防止试剂及药品的污染,取用时应仔细观察标签和取用工具上的标志,杜绝错盖瓶盖和不随手加盖的现象发生。当不慎发生试剂污染时,应及时报告任课教师,以便处理。公用试剂、药品应在指定位置取用。取用的试剂、药品不得再倒回原瓶。未经允许不得擅自使用实验室任何物品。

5.按仪器操作规程使用仪器,破损仪器应及时登记报损、补发。使用精密仪器需经教师同意,并在教师指导下使用,用毕登记签名。

6.正确使用清洁液,注意节约纯化水。清洗玻璃仪器应遵循少量多次的原则,洗至玻璃表面不挂水珠即可。

7.节约水电、药品和试剂,爱护公物。可回收利用的废溶剂应回收至指定的容器中,不可任意弃去。腐蚀性残液应倒入废液缸中,切勿倒入水槽。

8.实验完毕应认真清理实验台面,实验用品洗净后放回原处,经教师同意后方可离开。值日生还应负责清扫实验室公共卫生、清理公用试剂、清理垃圾及废液缸中污物,并检查水、电、门窗等安全事宜。

9.认真总结实验结果,依据原始记录,按指定格式填写实验报告。

10.实验课不得旷课,实验期间不得擅自离开实验室。

实验室安全常识

在药物分析实验中常接触到有腐蚀性、毒性或易燃易爆的化学药品,以及各种仪器设备,如使用不慎极易发生危险。在实验操作前应对各种药品、试剂的性质和仪器的性能有充分的了解,并且熟悉一般安全知识,必须严格遵守实验室各种安全操作制度。在实验中要时刻注意防火、防爆,发现事故苗头及时报告,不懂时不要擅自动手处理。

一、有机溶剂的使用

1.易燃有机溶剂

许多易燃有机溶剂如果处理不当会引起火灾甚至爆炸。易燃溶剂和空气的混合物一旦燃烧便迅速蔓延,火力之大可以在瞬间点燃易燃物体,在氧气充足(如氧气钢瓶漏气)的地方着火,火力更猛,可使一些不易燃物质燃烧。当易燃有机溶剂蒸气与空气混合并达到一定的浓度范围时,甚至会发生爆炸。

使用易燃有机溶剂时,需注意以下事项。

(1)将易燃有机溶剂的容器置于较低的试剂架上。

(2)保持容器密闭,需要倾倒易燃有机溶剂时,方可打开密闭容器的盖子。

(3)应在没有火源并且通风良好(如通风橱)的地方使用易燃有机溶剂,但注意用量不要过大。

(4)储存易燃有机溶剂时,应该尽可能减少存储量,以免引起危险。

(5)加热易燃有机溶剂时,最好使用水浴,不得用明火加热。

(6)使用易燃有机溶剂时应特别注意使用温度和实验条件。

(7)使用过程中,需警惕以下常见火源:明火(本生灯、焊枪、油灯、壁炉、火柴)、火星(电源开关、摩擦)、热源(电热板、灯丝、电热套、烘箱、散热器、可移动加热器、香烟)、静电电荷。

2.有毒有机溶剂

有机溶剂的毒性表现在溶剂与人体接触或被人体吸收时引起局部麻醉刺激或整个机体功能发生障碍。一切有挥发性的有机溶剂,其蒸气长时间、高浓度与人体接触总是有毒的,比如:伯醇类、醚类、醛类、酮类、部分酯类、苄醇类溶剂易损害神经系统;羧酸甲酯类、甲酸酯类会引起肺中毒;苯及其衍生物、乙二醇类等会发生血液中毒;卤代烃类会导致肝脏及新陈代谢中毒;四氯乙烷及乙二醇类会引起严重肾脏中毒等。因此使用时应注意以下事项:

（1）尽量不要将皮肤与有机溶剂直接接触，务必做好个人防护。

（2）注意保持实验场所通风。

（3）在使用过程中如果有毒有机溶剂溢出，应移开所有火源，提醒实验室现场人员注意安全，并用灭火器喷洒，再用吸收剂清扫、装袋、封口，作为废溶剂处理。

二、洗液的使用

洗液分为酸性洗液（重铬酸钠或重铬酸钾的硫酸溶液）、碱性洗液（氢氧化钠-乙醇溶液）及中性洗液（常用洗涤剂）。

（1）酸性洗液应放于玻璃缸内，碱性洗液应放于塑料桶内。

（2）使用碱性洗液时，玻璃仪器的磨口件应拆开后再放入洗液缸内，以免磨口被碱性液腐蚀而发生粘合。玻璃仪器放入碱液前要用丙酮和水预洗。

三、仪器、设施、器具的使用

1. 玻璃器皿

正确使用各种玻璃器皿对减少人员伤害是非常重要的。实验室中不允许使用破损的玻璃器皿。对于不能修复的玻璃器皿，应当按照废物处理。在修复玻璃器皿前应清除其中所残留的化学药品。

实验室人员在使用各种玻璃器皿时，应注意以下事项：

（1）在橡皮塞或橡皮管上安装玻璃管时，应戴防护手套，先将玻璃管的两端用火烧光滑，再用水或油脂涂在接口处作润滑剂。对粘结在一起的玻璃器皿，不要试图用力拉，以免伤手。

（2）使用玻璃器皿进行非常压（高于大气压或低于大气压）操作时，应当在保护挡板后进行。

（3）破碎玻璃在放入专门的垃圾桶前，应用水冲洗干净。

（4）在进行减压蒸馏时，应采用适当的保护措施（如有机玻璃挡板），防止玻璃器皿发生爆炸或破裂造成人员伤害。

（5）禁止用普通的玻璃器皿做压力反应。

（6）不要将加热的玻璃器皿放于过冷的台面上，以防止温度急剧变化引起玻璃破碎。

2. 通风橱

通风橱的作用是保护实验室人员远离有毒有害气体，但它也不能排出所有毒气。使用时应注意下列事项：

（1）化学药品和实验仪器不能在出口处摆放。

（2）做实验时不能关闭通风橱。

3. 温度计

温度计一般有酒精温度计、水银温度计、石英温度计及热电偶温度计等。酒精温度计测量范围一般为 $-80 \sim +80 \, ℃$；水银温度计测量范围一般为 $0 \sim +360 \, ℃$；石英温度计测量范围一般为 $0 \sim +500 \, ℃$；热电偶温度计在实验室中不常用。温度计不能当搅拌棒使用，以免折断、破损并导致其他危害。水银温度计破碎后，要用吸管吸去大部分水银，置于特定密闭容器并做好标识，当废化学试剂进行处理，然后用硫黄覆盖剩余的水银，数日后进行清理。

4. 离心机

在固液分离时，特别是对含很小的固体颗粒悬浮液进行分离时，离心分离是一种非常有效的途径。使用离心机时应注意以下几点。

（1）离心管必须对称平衡，否则应用水作平衡物以保持离心机平衡旋转。

（2）离心机启动前应盖好离心机的盖子，先在较低的速度下启动，然后再调节至所需的离心速度。

（3）当离心操作结束时，必须等到离心机停止运转后再打开盖子，绝不能在离心机未完全停止运转前打开盖子或用手触摸离心机的转动部分。

（4）玻璃离心管要有较高的质量，塑料离心管中不能放入热溶液或有机溶剂，以免在离心时管子变形。

（5）离心的溶液一般控制在离心管体积的一半左右，切不能放入过多的液体，以免离心时液体散逸。

四、防火知识

（1）易燃物质应贮存于密闭容器内并放在专用仓库阴凉处，不宜大量存放在实验室中；在实验室中使用或倾倒易燃物质时，要远离火源；易燃液体的废液应倒入专用贮存容器中，不得倒入下水道，以免引起燃爆事故。

（2）加热乙醚、二硫化碳、丙酮、苯、乙醇等易燃液体时，最好使用水蒸气加热或用水浴加热，并随时检查，不得离开操作岗位，切记不能用直火或油浴加热。

（3）磷与空气接触易自发着火，应在水中贮存；金属钠暴露于空气中也能自燃且与水能起猛烈反应而着火，应在煤油中贮存。

（4）身上或手上沾有易燃物质时，应立即清洗干净，不得靠近火源，以免着火。

实验过程一旦发生火灾，不要惊慌，首先尽快切断电源或燃气源，再根据起火原因有针对性地灭火：

（1）乙醇及其他可溶于水的液体着火时，可用水灭火。

（2）有机溶剂或油类着火时，应用沙土隔绝氧气灭火。

（3）衣服着火时应就地躺下滚动，同时用湿衣服在身上抽打灭火。

五、防爆知识

（1）易发生爆炸的操作不得对着人进行。

（2）在蒸馏乙醚时应特别小心，切勿蒸干，因为乙醚在室温时的蒸气压很高，与空气或氧气混合时能产生过氧化物而发生猛烈爆炸。

（3）下列物质混合易发生爆炸：

①高氯酸与乙醇；

②高氯酸盐或氯酸盐与浓硫酸、硫黄或甘油；

③高锰酸钾与浓硫酸；

④金属钠或钾与水；

⑤硝酸钾与醋酸钠；

⑥氧化汞与硫黄；

⑦磷与硝酸、硝酸盐、氯酸盐。

（4）使用氢气、乙炔等可燃性气体为气源的仪器时，应注意检查气瓶及仪器管道的接头处，以免漏气后与空气混合发生爆炸。

（5）某些氧化剂或混合物不能研磨，否则将引起爆炸，如氯酸钾、硝酸钾、高锰酸钾等。

六、用电安全知识

（1）实验前应检查电线、电器设备有无损坏，绝缘是否良好，认真阅读使用说明书，明确使用方法，切不可盲目地接入电源，使用过程中要随时观察电器的运行情况。

（2）正确操作闸刀，使闸刀处于完全合上或完全拉断的位置，不能若即若离。

（3）使用烘箱和高温炉时，必须确认自动控制温度装置的可靠性，同时还需人工定时监测温度。

（4）不要将电气实验设备放在潮湿处，禁止用湿手或沾有食盐溶液和无机酸的手去接触电器实验设备，也不宜站在潮湿的地方使用电气实验设备。

实验 1

药品检验基本技能训练

实验学时:2 学时

一、实验目的

熟练掌握药品检验的基本实验操作技术。

二、实验内容

(一)用品

(1)仪器:烧杯、量筒、滴定管、移液管、容量瓶、称量瓶、分析天平等。

(2)试剂:重铬酸钾、浓硫酸等。

(二)方法与步骤

1.洗液的配置

称量 10 g 重铬酸钾,加水 30 mL,加热溶解,沿壁缓缓加入浓硫酸 170 mL,搅匀。

2.仪器的洗涤

按规范要求清洗实验台面所有玻璃仪器,为后续实验做好准备。

3.容量仪器的使用

(1)滴定管。

滴定管的分类如下:

①酸式,用于酸性或具有氧化性的滴定液。

②碱式,用于碱性或具有还原性的滴定液。

③自动,用于非水或水分测定仪(连有贮液瓶,能节省滴定液;可避免滴定液的挥发、污染)。

滴定管的操作方法:洗涤(洗液、常水、纯化水)→涂凡士林(两头涂,同一方向旋转活塞,凡士林应均匀透明)→试漏(装满水静置 2 min 后观察,玻璃塞旋转 180 ℃再观察)→装滴定液(先荡洗 2~3 次,由试剂瓶直接加入,不能借助于其他任何容器)→排气泡(酸式:倾斜30°,左手迅速打开活塞使溶液冲出;碱式:胶皮管向上弯曲,玻璃尖嘴斜向上方,两指挤压玻璃珠,使溶液从出口管喷出)→滴定操作(滴定管放置一般为碱左酸右,滴定时都是左手握管;边滴边振摇,同一方向圆周运动;平行测定起始位置应相同;沾在锥形瓶内壁的滴定液可用洗瓶冲下)→读数(放液后 1~2 min,取下滴定管读数,注意滴定管垂直,视线水平)→整理(剩余滴定液不能倒回原瓶,滴定管洗净倒夹在滴定管架上)。

(2)容量瓶:检漏(装满水,倒立 2 min;瓶塞旋转 180°同法检测)→洗涤(洗液、常水、纯化水)→溶液配制(固体:烧杯中溶解,转入容量瓶,烧杯要用溶液冲洗 3~4 次;溶液的定量稀释:精密取一定量直接加入容量瓶中,稀释至刻度)。

(3)移液管和吸量管:移液管和吸量管(刻度吸管)都是用来准确量取一定体积的容量器,均可精确到 0.01 mL。

滤纸吸尖端的水→待吸溶液转洗 3 次→左球右管→滤纸抹干管外液体→移液管垂直、尖端贴容器内壁,容器倾斜 45°放液至刻度→放至洁净容器→停留 15 s(有"吹"则吹)→清洗干净放回移液管架。

4. 称量、溶解、转移、定容

精密称量供试品约 0.1 g,溶解、转移至容量瓶中,定容至刻度,取出适量,转移至另一容量瓶中,定容至刻度。

三、注意事项

(1)配制洗液要用稍大一些的容器,避免硫酸飞溅。

(2)分析天平使用注意事项如下:

①如进行精密度要求高的测定,天平需预热 1 h 以上。

②不可把待称量的试剂直接放置于称量盘上。称量容器需干燥后才使用,不得用外壁带水或已被污染的容器称量试剂。若称量有挥发性的物品,需把称量容器的盖子盖严。禁止称量湿的或有腐蚀性的物品。

③不能用手直接接触容量瓶,需戴手套或用清洁的长纸条拿取,以免残留汗渍影响结果。

④不能在样品盘上装载过量称量物及碰撞样品盘,因易损坏天平承重。

⑤禁止碰撞、移动天平或旋动天平两脚螺丝,测定中也不能抖动台面。

⑥请勿冲击天平玻璃门把手。

⑦非装载称量物不能随意开启天平玻璃门,防止灰尘和湿气进入而影响称量结果。

⑧小心操作,勿将被称物撒落在天平内,若不慎撒落,应马上用干净柔软的刷子将其扫出。称量瓶外、称量盘上注意不能沾有粉末,因会影响称量的准确性及污染天平。

⑨天平一旦出现异常显示,应及时与老师联系,勿乱动按钮。

⑩带磁性物质不可接近天平。

⑪保持天平室的桌面、地面清洁。

⑫使用天平后,如实填写天平使用登记本,交老师签名后放回原处,无须把电源插头拔出。

实验 2

化学药物的鉴别

实验学时:4 学时

一、实验目的

(1)掌握几种常见化学药物的鉴别方法和原理。

(2)熟练地进行几种常见化学药物鉴别试验的操作。

(3)能做出正确的结果判断。

二、实验原理

(一)阿司匹林片的鉴别

阿司匹林结构中无游离酚羟基,与三氯化铁试液不发生显色反应。但其水溶液加热(或较长时间放置,或加少量碱)水解后产生具有酚羟基的水杨酸,可与三氯化铁试液作用,生成紫堇色的配位化合物。

(二)盐酸普鲁卡因注射液的鉴别

1.显氯化物的鉴别反应

(1)沉淀反应:盐酸普鲁卡因注射液在稀硝酸溶液中,与硝酸银试液反应生成白色凝乳状的氯化银沉淀。沉淀溶于氨试液,再加稀硝酸酸化后,沉淀复生成。

(2)氧化还原反应:盐酸普鲁卡因注射液与二氧化锰、硫酸加热产生氯气,氯气能使湿润的碘化钾淀粉试纸显蓝色。

2.芳香第一胺的反应

盐酸普鲁卡因的分子结构中具有芳香第一胺,可发生重氮化偶合反应。在稀盐酸溶液中与亚硝酸钠进行重氮化偶合反应,生成的重氮盐再与碱性 β-萘酚偶合生成有色的偶氮染料。

(三)维生素 C 片的鉴别

1.与硝酸银试液的反应

维生素 C 分子结构中具有连烯二醇的结构,有极强的还原性,可被硝酸银氧化为去氢维生素 C,同时产生黑色银沉淀。

2.与二氯靛酚钠试液反应

2,6-二氯靛酚钠为氧化性的染料,其氧化型在酸性介质中为玫瑰红色,在碱性介质中为蓝色。当 2,6-二氯靛酚钠与维生素 C 作用后,被还原成无色的酚亚胺。

(四)维生素 B_1 片的鉴别

维生素 B_1 在碱性溶液中,可被铁氰化钾氧化生成硫色素,硫色素溶于正丁醇中显蓝色荧光。

三、实验预习、预试

预习

1. 药物的鉴别试验方法有哪些?

2. 用化学方程式表示本次试验中各"化学鉴别试验"的反应原理

(1)阿司匹林片的鉴别原理。

(2)盐酸普鲁卡因注射液的鉴别原理。

①

②

(3)维生素 C 片的鉴别原理(与硝酸银试液反应)。

(4)维生素 B_1 片的鉴别原理。

续表

预试
摸清实验条件,保证成功率。

准备
实验用品。

四、实验用品准备

仪器设备	药品	试剂	其他
烧杯、量筒、试管、三角漏斗、滤纸、研钵、水浴锅、移液管、电子天平等	阿司匹林片、盐酸普鲁卡因注射液、维生素 C 片、维生素 B_1 片等	三氯化铁试液、稀硝酸、硝酸银试液、氨试液、碘化钾淀粉试纸、二氧化锰、硫酸、稀盐酸、亚硝酸钠溶液、碱性 β-萘酚试液、2,6-二氯靛酚钠试液、氢氧化钠试液、铁氰化钾试液、正丁醇等	

五、实验过程

实验内容	实验方法	实验记录
阿司匹林片的鉴别	取本品的细粉适量(约相当于阿司匹林 0.1 g),加水 10 mL,煮沸,放冷,加入三氯化铁试液 1 滴,即显紫堇色。	
盐酸普鲁卡因注射液的鉴别	(1)取本品适量(约相当于盐酸普鲁卡因 0.2 g),先加氨试液使其成碱性,将析出的沉淀滤过除去,取滤液进行试验。 ①取续滤液适量,加稀硝酸使其成酸性后,滴加硝酸银试液,即生成白色凝乳状沉淀;分离,沉淀加氨试液即溶解,再加稀硝酸,沉淀复生成。 ②取续滤液少量置于试管中,加等量的二氧化锰,混匀,加硫酸湿润,缓缓加热,即产生氯气,能使湿润的碘化钾淀粉试纸显蓝色。 (2)取本品适量(约相当于盐酸普鲁卡因 50 mg),加稀盐酸 1 mL,加 0.1 mol/L 亚硝酸钠溶液数滴,滴加碱性 β-萘酚试液数滴,生成橙黄到猩红色的沉淀。	
维生素 C 片的鉴别	取本品的细粉适量(约相当于维生素 C 0.2 g),加水 10 mL,振摇使维生素 C 溶解,滤过,滤液分成二等份。 (1)在一份滤液中加硝酸银试液 0.5 mL,即生成银的黑色沉淀。 (2)在另一份滤液中加 2,6-二氯靛酚钠试液 1~2 滴,试液的颜色即消失。	

实验内容	实验方法	实验记录
维生素 B_1 片的鉴别	取本品的细粉适量,加水搅拌使溶解,滤过,滤液蒸干后,取残渣做下列鉴别试验: 　取残渣约 5 mg,加氢氧化钠试液 2.5 mL 溶解后,加铁氰化钾试液 0.5 mL 与正丁醇 5 mL,强力振摇 2 min,放置使其分层,上面的醇层显强烈的蓝色荧光;加酸使其成酸性,荧光即消失;再加碱使其成碱性,荧光又显出。	

六、实验注意事项

(1)实验前必须预习并写出预习报告。

(2)实验过程中做到严谨认真、规范操作、随手记录。

实验 **3**

葡萄糖的一般杂质检查

实验学时:4 学时

一、实验目的

(1)掌握药物中一般杂质检查的操作方法及有关计算。

(2)熟悉葡萄糖原料药的杂质检查的原理和意义。

二、实验原理

1.氯化物的检查

氯化物在稀硝酸的酸性条件下与硝酸银试液作用,生成氯化银白色浑浊,与一定量标准氯化钠溶液在相同条件下生成的氯化银浑浊比较,以判断供试品中的氯化物是否超过了限量。

2.硫酸盐的检查

硫酸盐在稀盐酸酸性溶液中与氯化钡生成白色浑浊,与一定量标准硫酸钾溶液在相同条件下与氯化钡生成的浑浊比较,以判断药物中硫酸盐是否超过了限量。

3.铁盐的检查

铁盐在稀盐酸酸性溶液中与硫氰酸铵生成红色可溶性硫氰酸铁配位离子,与一定量的标准铁溶液用同法处理后进行比色,以控制铁盐的限量。

4.重金属检查法(第一法:硫代乙酰胺法)

硫代乙酰胺在酸性(pH 为 3.5 的醋酸盐缓冲液)条件下水解产生硫化氢,与微量重金属离子(Pb^{2+})生成黄色到棕黑色的硫化物混悬液,与一定量的标准铅溶液在相同条件下反应生成的有色混悬液比色,不得更深。

三、实验预习、预试

> 预习
>
> 1.请写出氯化物、硫酸盐、铁盐、重金属检查(第一法)原理的方程式
>
> (1)氯化物的检查。

（2）硫酸盐的检查。

（3）铁盐的检查。

（4）重金属检查法（第一法）。

2.氯化物的检查中,加入稀硝酸的作用是什么?

3.硫酸盐的检查中,加入稀盐酸的作用是什么?

4.铁盐的检查中,为何要在稀盐酸的酸性环境中进行?

5.重金属检查法中,最佳 pH 值是多少?

6.请写出对照法杂质检查的杂质限量计算公式

7.杂质限量检查时应遵循什么原则?

预试

摸清实验条件,保证成功率。

准备

实验用品。

四、实验用品准备

仪器设备	药　品	试　剂
烧杯、量筒、试管、恒温水浴锅、移液管、分析天平、旋光仪、酸度计、纳氏比色管等	葡萄糖	酚酞指示液、氢氧化钠滴定液、稀硝酸、硝酸银试液、标准氯化钠溶液、稀盐酸、标准硫酸钾溶液、25%的氯化钡溶液、硫氰酸铵溶液、标准铁溶液、标准铅溶液、醋酸盐缓冲液(pH 为 3.5)、硫代乙酰胺、碘试液等

五、实验过程

实验内容	实验方法	实验记录
酸度检查	取本品 2.0 g,加水 20 mL 溶解后,加酚酞指示液 3 滴与氢氧化钠滴定液(0.02 mol/L)0.2 mL,应显粉红色。	
氯化物的检查	取本品 0.60 g,加水溶解使其成约 25 mL。加稀硝酸 10 mL,溶液如不澄清,应滤过;置 50 mL 纳氏比色管中,加水使其成约 40 mL,摇匀,即得供试品溶液;取标准氯化钠溶液 6.0 mL,置另一 50 mL 纳氏比色管中,加稀硝酸 10 mL,加水使其成约 40 mL,摇匀,即得对照品溶液;于上述两纳氏比色管中,分别加入硝酸银试液 1.0 mL,用水稀释使成 50 mL,摇匀,在暗处放置 5 min,同置黑色背景上,从比色管上方向下观察、比较,供试品管比对照品管不得更浓(0.01%)。	
硫酸盐的检查	取本品 2.0 g,置 50 mL 纳氏比色管中,加水溶解成 40 mL,溶液如不澄清,应滤过,加稀盐酸 2.0 mL,摇匀,即得供试品溶液;取标准硫酸钾溶液 2.0 mL,置另一 50 mL 纳氏比色管中,加水使其成 40 mL,加稀盐酸 2.0 mL,摇匀,即得对照品溶液;于上述两管中分别加入 25% 氯化钡溶液 5 mL,用水稀释至 50 mL,摇匀,放置 10 min,同置黑色背景上,从比色管上方向下观察、比较,供试品管比对照品管不得更浓(0.01%)。	
亚硫酸盐与可溶性淀粉的检查	取本品 1.0 g,加水 10 mL 溶解后,加碘试液 1 滴,应即显黄色。	

实验内容	实验方法	实验记录
铁盐的检查	取本品 2.0 g,置 50 mL 纳氏比色管中,加水 20 mL 溶解,加稀硝酸 3 滴,缓缓煮沸 5 min,放冷,加水稀释至 45 mL,加 30% 硫氰酸铵溶液 3.0 mL,摇匀,如显色,与标准铁溶液 2.0 mL 同法制成的对照液比较不得更深(0.001%)。	
重金属检查法(第一法)	取本品 4.0 g,置 25 mL 纳氏比色管中,加水 23 mL 溶解,加醋酸盐缓冲液(pH 为 3.5)2 mL,作为供试品溶液;另取一 25 mL 纳氏比色管,加入标准铅溶液 2.0 mL 和醋酸盐缓冲液(pH 为 3.5)2 mL,加水至 25 mL,作为对照品溶液。于上述两管中分别加入硫代乙酰胺试液各 2 mL,摇匀,放置 2 min,同置白色背景上,从比色管上方向下观察、比较,供试品管比对照品管不得更深(百万分之五)。	

六、实验注意事项

(1)限度检查应遵循平行操作原则,即供试品管和对照品管的实验条件(实验用具的选择、试剂的量取方法、操作顺序及反应时间等)应尽可能一致。

(2)比色、比浊前应将比色管内试剂充分混匀。比色方法是将两管同置白色背景上,自上而下观察;比浊方法是将两管同置黑色背景上,自上而下观察。使用过的比色管应及时清洗,注意不能用毛刷刷洗,可用重铬酸钾洗液浸泡。

实验 4
药物中特殊杂质的检查

实验学时:2 学时

一、实验目的

(1)掌握薄层色谱法、紫外-可见分光光度法、旋光法测定药物中特殊杂质的操作及有关计算。

(2)熟悉药物中特殊杂质检查的一般方法。

二、实验原理

1. 葡萄糖注射液中 5-羟甲基糠醛的检查(紫外-可见分光光度法)

利用葡萄糖在 284 nm 波长处无最大吸收,而 5-羟甲基糠醛在此波长处有最大吸收的原理。

2. 肾上腺素中酮体的检查(紫外-可见分光光度法)

利用肾上腺素在 310 nm 波长处无最大吸收,而酮体在此波长处有最大吸收的原理。

3. 硫酸阿托品中莨菪碱的检查(旋光法)

利用硫酸阿托品没有旋光性,而莨菪碱具有旋光性的原理。

三、实验预习、预试

预习

 1.紫外-可见分光光度计的基本原理、操作规程和注意事项

 2.自动旋光仪的基本原理、操作规程和注意事项

续表

预试
摸清实验条件,保证成功率。

准备
实验用品。

四、实验用品准备

仪器设备	药　　品	试　　剂
紫外分光光度计、旋光仪、硅胶 G 薄层板等	葡萄糖注射液、肾上腺素、硫酸阿托品、异烟肼等	硫酸肼对照品、丙酮-水(1:1)、异丙醇-丙酮(3:2)、对二甲氨基苯甲醛试液、盐酸(9→2000)等

五、实验过程

实验内容	实验方法	实验记录
葡萄糖注射液中 5-羟甲基糠醛的检查	精密量取本品适量(约相当于葡萄糖 1.0 g),置 100 mL 量瓶中用水稀释至刻度,摇匀,按照紫外-可见分光光度法(附录2),在 284 nm 波长处测定,吸光度不得大于 0.32。	
肾上腺素中酮体的检查	取本品适量,加盐酸溶液(9→2000)制成每 1 mL 中含 2.0 mg 的溶液,按照紫外-可见分光光度法(附录2),在 310 nm 波长处测定,吸光度不得大于 0.05。	
硫酸阿托品中莨菪碱的检查	取本品适量,按干燥品计算,加水溶解并制成每 1 mL 中含 50 mg 的溶液,依法测定(附录1),旋光度不得超过 −0.40°。	
异烟肼中游离肼的检查	取本品适量,加丙酮-水(1:1)溶解并稀释制成每 1 mL 中约含 10 mg 的溶液,作为供试品溶液;另取硫酸肼对照品适量,加丙酮-水(1:1)溶解并稀释制成每 1 mL 中约含 0.08 mg(相当于游离肼 20 μg)的溶液,作为对照品溶液;取异烟肼和硫酸肼各适量,加丙酮-水(1:1)溶解并稀释制成每 1 mL 中分别含异烟肼 100 mg 及硫酸肼 0.08 mg 的混合溶液,作为系统适用性溶液。按照薄层色谱法试验,吸取上述 3 种溶液各 5 μL,分别点于同一硅胶 G 薄层板上,以异丙醇-丙酮(3:2)为展开剂,展开,晾干,喷以乙醇制对二甲氨基苯甲醛试液,15 min 后检视系统适用性溶液所显游离肼与异烟肼的斑点应完全分离,游离肼的 R_f 值约为 0.75,异烟肼的 R_f 值约为 0.56。在供试品溶液主斑点前方与对照品溶液斑点相应的位置上,不得显黄色斑点。	

六、实验注意事项

（1）异烟肼经显色后呈棕橙色斑点，游离肼呈鲜黄色斑点，肼的检出灵敏度为 0.1 μg，控制的限量为 0.02%。

（2）旋光法和紫外-可见分光光度法测定的待测溶液必须澄清，如不澄清，应过滤后再测定。

实验 5
片剂重量差异及崩解时限检查

实验学时:2 学时

一、实验目的

(1)掌握片剂重量差异及崩解时限检查的方法和判断标准。
(2)熟练使用分析天平、崩解仪。
(3)培养正确操作、仔细观察、认真记录的良好习惯。

二、实验用品

仪器设备	药 品	试 剂
称量瓶、分析天平、崩解仪、弯头或平头镊子等	维生素 B_1 片等	纯化水等

三、实验预习、预试

预习

1.简述《中华人民共和国药典》(2020 年版)中片剂重量差异限度要求及结果判断标准

2.简述《中华人民共和国药典》(2020 年版)中片剂崩解时限要求及结果判断标准

续表

预试
摸清实验条件,保证成功率。

准备
实验用品。

四、实验过程

实验内容	实验方法	实验记录
维生素 B$_1$ 片重量差异检查	取空称量瓶,精密称定重量,再取供试品 20 片,置此称量瓶中精密称定。两次称量值之差即为 20 片供试品的总重量。从已称定总重量的 20 片供试品中,依次用平头镊子取出 1 片,所减少的重量即为每片的重量。	
维生素 B$_1$ 片崩解时限检查	采用升降式崩解仪检查。将吊篮通过上端的不锈钢轴悬挂于金属支架上,浸入 1 000 mL 烧杯中,并调节吊篮位置使其下降时筛网距烧杯底部为 25 mm,烧杯内盛有温度为 (37 ± 1)℃ 的水,调节水位高度使吊篮上升时筛网在水面下 15 mm 处,除另有规定外,取供试品 6 片,分别置上述吊篮的玻璃管中,每管各加 1 片,立即启动崩解仪进行检查,升降的金属支架上下移动距离为 (5 ± 2) mm,检查往返频率为 30 ~ 32 次/min。各片均应在 15 min 内全部崩解。如有 1 片不能完全崩解,应另取 6 片复试,均应符合规定。	

五、实验注意事项

(1)平均片重 0.30 g 以下的片剂用精度 0.1 mg 的分析天平;平均片重 0.30 g 或 0.30 g 以上的片剂用精度 1 mg 的分析天平。

(2)在重量差异检查称量前后,均应仔细查对药片数。称量过程中,勿用手直接接触供试品,用平头镊子拿取片剂。已取出的药品不得再放回供试品原包装容器内。易吸潮的片剂需置于称量瓶中,尽快称量。

(3)遇有检出超出重量差异限度的药片,宜另器保存,供必要时复核用。

(4)平均片重保留三位有效数字。修约至两位有效数字,选择重量差异限度。

(5)在崩解时限检查过程中,烧杯内的水温应保持在 (37 ± 1)℃。

(6)崩解时限每检查一次后,应清洗吊篮的玻璃管内壁及筛网挡板等,并重新更换水或规定的介质。

实验 **6**
装量差异检查

实验学时:2 学时

一、实验目的

(1)掌握注射用无菌粉末及胶囊剂装量差异检查的步骤、结果计算和判断标准。
(2)熟练使用分析天平。
(3)培养正确操作、仔细观察、认真记录的良好习惯。

二、实验用品

仪器设备	药 品	试 剂
称量瓶、分析天平、干燥器、小毛刷、剪刀或刀片、弯头或平头镊子等	注射用青霉素钠、诺氟沙星胶囊、维生素 E 软胶囊等	乙醚、纯化水、乙醇等

三、实验预习、预试

预习

　　1. 简述《中华人民共和国药典》(2020 年版)中注射用无菌粉末的装量差异限度要求及结果判断标准

　　2. 简述《中华人民共和国药典》(2020 年版)中胶囊剂的装量差异限度要求及结果判断标准

　　3. 在注射用无菌粉末及胶囊剂装量差异检查时应注意哪些问题?

续表

预试
摸清实验条件,保证成功率。

准备
实验用品。

四、实验过程

实验内容	实验方法	实验记录
注射用青霉素钠的装量差异检查	取注射用青霉素钠 5 瓶,除去标签(若为纸标签,用水润湿后除去纸屑;若为直接在玻璃上印字标签,用适当有机溶剂擦除字迹),容器外壁用乙醇擦净,置干燥器内放置 1 ~ 2 h,等干燥后,除去铝盖,分别编号,依次放于固定位置。 　　轻叩橡皮塞或安瓿颈,使其上附着的粉末全部落下,开启容器(注意避免玻璃屑等异物落入容器中),分别迅速精密称定每瓶的重量,倾出内容物,容器用水、乙醇洗净,依次放回原固定位置,在适宜条件干燥后,再分别精密称定每一容器的重量,即可求出每一瓶的装量和平均装量。	
诺氟沙星胶囊的装量差异检查	取诺氟沙星胶囊 20 粒,分别精密称定每粒重量后,取开囊帽,倾出内容物(不得损失囊壳),用小毛刷或其他适宜用具将囊壳(包括囊体和囊帽)内外拭净,并依次精密称定每一囊壳重量,即可求出每粒内容物的装量和平均装量。	
维生素 E 软胶囊的装量差异检查	取维生素 E 软胶囊 20 粒,分别精密称定每粒重量后,依次放置于固定位置;分别用剪刀或刀片划破囊壳,倾出内容物(不得损失囊壳),用乙醚等易挥发性溶剂洗净,置通风处使溶剂自然挥尽,再依次精密称定每一囊壳重量,即可求出每粒内容物的装量和平均装量。	

五、实验注意事项

(1)平均装量 0.15 g 及其以下的粉针剂用精度 0.1 mg 的分析天平;平均装量 0.15 g 以上的粉针剂用精度 1 mg 的分析天平;平均装量 0.3 g 以下的胶囊剂用精度 0.1 mg 的分析天平;平均装量 0.3 g 或 0.3 g 以上的胶囊剂用精度 1 mg 的分析天平。

(2)开启安瓿装粉针时,应避免玻璃屑落入或溅失;开启橡皮塞铝盖玻璃瓶装粉针时,应先稍稍打开橡皮内塞使瓶内外的气压平衡,再盖紧后称重。

(3)用水、乙醇洗涤倾去内容物后的容器时,慎勿将瓶外编号的字迹擦掉,以免影响称量结果;并将空容器与原橡皮塞或安瓿颈部配对放于原固定位置。

（4）称量空容器时,应注意瓶身与瓶塞(或折断的瓶颈部分)的配对。

（5）每粒胶囊的两次称量中,应注意编号顺序以及囊体和囊帽的对号,不得混淆。

（6）洗涤软胶囊壳应用与水不混溶又易挥发的有机溶剂,其中以乙醚最好。挥散溶剂时,应在通风处使其自然挥散,不得加热或长时间置于干燥处,以免囊壳失水。

（7）在称量前后,均应仔细查对胶囊数。称量过程中,应避免用手直接接触供试品。已取出的胶囊,不得再放回供试品原包装容器内。

实验 **7** 含量均匀度检查

实验学时:2 学时

一、实验目的

(1)掌握片剂含量均匀度的测定方法、结果计算和判断标准。

(2)熟练使用紫外-可见分光光度计。

(3)培养正确操作、仔细观察、认真记录的良好习惯。

二、实验原理

醋酸泼尼松龙片在紫外可见光区内(243 nm)有最大吸收,利用紫外-可见分光光度法中吸收系数法可测定醋酸泼尼松龙片的含量。

三、实验预习、预试

预习

1.请写出紫外-可见分光光度计的测定原理、使用方法和步骤,以及使用注意事项

(1)测定原理

(2)使用方法和步骤

(3)使用注意事项

续表

2. 利用紫外-可见分光光度法进行含量测定的方法有哪几种？ 3. 请写出采用此法进行含量测定的计算公式 	
预试 　　摸清实验条件,保证成功率。	
准备 　　实验用品。	

四、实验用品准备

仪器设备	药　品	试　剂
紫外-可见分光光度计、容量瓶、移液管、电子天平、乳钵、玻璃漏斗、锥形瓶、水浴锅等	醋酸泼尼松龙片等	无水乙醇等

五、实验过程

实验内容	实验方法	实验记录
含量均匀度检查	取本品 1 片,置乳钵中,加无水乙醇适量,研磨,使醋酸泼尼松龙片溶解,用无水乙醇定量转移至 50 mL 容量瓶中,用无水乙醇稀释至刻度,摇匀,滤过,精密量取续滤液适量,用无水乙醇定量稀释制成每 1 mL 中含醋酸泼尼松龙片 10 μg 的溶液,按照紫外-可见分光光度法(附录 2),在 243 nm 的波长处测定吸光度,按醋酸泼尼松龙($C_{23}H_{30}O_6$)的吸收系数($E_{1cm}^{1\%}$)为 370 计算含量。按照上述方法再分别测定另外 9 片的含量。	

六、实验注意事项

（1）供试品的主药必须溶解完全，必要时可用乳钵研磨或超声处理促使其溶解，并定量转移至容量瓶中。

（2）测定时溶液必须澄清，如滤过不清，可离心后取澄清液测定。

（3）用紫外-可见分光光度法测定含量均匀度时，所用溶剂需一次配够，当用量较大时，即使是同批号的溶剂，也应混合均匀后使用。

实验 **8**
对乙酰氨基酚片的鉴别及含量测定

实验学时:2 学时

一、实验目的

(1)掌握紫外-可见分光光度法测定对乙酰氨基酚片含量的原理、方法、结果计算。

(2)熟悉紫外分光光度计的操作与注意事项。

(3)熟悉对乙酰氨基酚的性质并能正确进行鉴别。

二、实验原理

(一)鉴别

1. 三氯化铁反应

本品具有酚羟基,可以和三氯化铁反应显蓝紫色。

2. 芳香第一胺反应

本品结构中的芳酰胺基在酸性溶液中易水解为芳香第一胺的化合物,并显芳香第一胺特性反应(重氮化偶合反应)。

(二)含量测定

对乙酰氨基酚结构中含有苯环,在 0.4% 氢氧化钠溶液中,于 257 nm 波长处有最大吸收。

三、实验预习、预试

预习

　1. 请写出对乙酰氨基酚的鉴别原理的方程式

　(1)三氯化铁反应

　(2)重氮化偶合反应

续表

2.利用紫外-可见分光光度法进行含量测定的方法有哪几种?
3.请写出采用此法进行含量测定的计算公式
4.请计算出采用此法消耗滴定液的理论体积

预试

摸清实验条件,保证成功率。

准备

实验用品。

四、实验用品准备

仪器设备	药　品	试　剂
紫外-可见分光光度计、容量瓶、移液管、电子天平、研钵、玻璃漏斗、锥形瓶、水浴锅等	对乙酰氨基酚片等	乙醇、三氯化铁试液、稀盐酸、亚硝酸钠试液、碱性 β-萘酚试液、0.4%氢氧化钠溶液等

五、实验过程

实验内容	实验方法	实验记录
鉴　别	取本品的细粉适量(约相当于对乙酰氨基酚 0.5 g),用乙醇 20 mL 分次研磨使对乙酰氨基酚溶解,滤过,合并滤液,蒸干,残渣做以下鉴别试验。	
	取残渣适量,加水溶解,水溶液加三氯化铁试液,即显蓝紫色。	
	取残渣约 0.1 g,加稀盐酸 5 mL,置水浴锅中加热 40 min,放冷;取 0.5 mL,滴加亚硝酸钠试液 5 滴,摇匀,用水 3 mL 稀释后,加碱性 β-萘酚试液 2 mL,振摇,即显红色。	
含量测定	取本品 20 片,精密称定,研细,精密称取适量(约相当于对乙酰氨基酚 40 mg),置 250 mL 容量瓶中,加 0.4%氢氧化钠溶液 50 mL 及水 50 mL,振摇 15 min,加水稀释至刻度,摇匀,滤过,弃去初滤液,精密量取续滤液 5 mL。置 100 mL 容量瓶中,加0.4%氢氧化钠溶液 10 mL,加水稀释至刻度,摇匀,按照紫外-可见分光光度法(附录 2),在 257 nm 的波长处测定吸收度,按 $C_8H_9NO_2$ 的吸收系数($E_{1cm}^{1\%}$)为 715 计算含量即可。	

六、实验注意事项

(1)比色皿光滑面不可用手接触,倒进溶液后,可用吸水纸轻吸,再用擦镜纸擦,磨砂面则可用吸水纸擦。

(2)往比色皿中装溶液时,装到 3/4 即可。

(3)把比色皿放到吸收池室前需观察溶液中有无气泡及外壁是否擦干净。另外,不可随便移动吸收池架,否则会影响通过吸收池的光路。

(4)吸收池室盖子不可打开太久,放进或取出溶液后需尽快合上,避免光电池受强光照射太久而缩短使用寿命。

(5)仪器显示"系统忙……"时,不可以按动操作面板上的按钮,防止系统处理混乱。测定过程中禁止震动桌面与仪器,以免影响光路。

(6)若仪器自检错误或发现问题时,应尽快告知老师处理,严禁自行操作。

实验 **9**

盐酸普鲁卡因注射液的含量测定

实验学时：2 学时

一、实验目的

(1)掌握亚硝酸钠滴定法的原理、方法及其操作注意事项、含量计算。

(2)熟悉永停滴定仪的操作及注意事项。

二、实验原理

盐酸普鲁卡因结构中含有芳香第一胺，在盐酸的酸性条件下可以和亚硝酸钠发生定量反应，所以可以采用亚硝酸钠滴定法测定其含量，用永停滴定法指示终点。

三、实验预习、预试

预习

1.永停滴定仪的结构组成有哪些？

2.亚硝酸钠滴定法的基本原理是什么？

3.重氮化反应的影响因素有哪些？

续表

4.请写出采用此法进行含量测定的计算公式 5.请计算出采用此法消耗滴定液的理论体积 	
预试 　摸清实验条件,保证成功率。	
准备 　实验用品。	

四、实验用品准备

仪器设备	药　品	试　剂
永停滴定仪、移液管、量筒、烧杯等	盐酸普鲁卡因注射液等	亚硝酸钠滴定液(0.1 mol/L)、盐酸溶液(1→2)、溴化钾等

五、实验过程

实验内容	实验方法	实验记录
含量测定	精密量取本品 5 mL,加水 40 mL 与盐酸溶液(1→2)10 mL,迅速煮沸,立即冷却至室温,而后加溴化钾 2 g,按照永停滴定法(附录4),用亚硝酸钠滴定液(0.1 mol/L)滴定。每 1 mL 亚硝酸钠滴定液相当于 27.18 mg 的 $C_{13}H_{21}N_3O \cdot HCl$。	

六、实验注意事项

(1)永停滴定法的滴定方式:直接将滴定管尖端和电极插入液面下,在磁力搅拌器搅拌下由仪器自动测定。

(2)终点的指示方法:仪器指示灯亮,并发出蜂鸣声。

实验 **10**

硫酸阿托品注射液的质量分析

实验学时:4 学时

一、实验目的

(1)掌握紫外-可见分光光度法中对照品比较法测定药物含量的基本方法、操作技术及含量计算。

(2)熟悉酸性染料比色法的基本原理。

(3)熟悉硫酸阿托品注射液的鉴别和杂质检查方法及原理。

(4)了解注射剂质量分析的基本操作技术。

二、实验原理

1. 鉴别

Vitali 反应:硫酸阿托品结构中的酯键水解后生成莨菪酸,莨菪酸与发烟硝酸共热,生成黄色的三硝基衍生物,再与醇制氢氧化钾作用,生成醌型产物,呈深紫色。

2. 含量测定

酸性染料比色法:利用在适当的 pH 介质中,生物碱类药物(B)可与氢离子结合成阳离子(BH^+),一些酸性染料在此介质中能解离为阴离子(In^-),上述阳离子和阴离子可定量地结合成有色配位化合物($BH^+ \cdot In^-$),即离子对,可被某些有机溶剂定量提取,形成有色溶液。在一定波长处测定该有机相中有色离子对的吸光度,即可计算出生物碱的含量。

三、实验预习、预试

预习

　1. 写出 Vitali 反应原理的方程式

续表

2. 简述莨菪碱杂质的检查原理及注意事项

3. 用紫外-可见分光光度法定量时,有哪几种常用方法? 本实验中采用哪种方法?

4. 简述酸性染料比色法的原理

5. 酸性染料比色法的主要条件有哪些?

6. 除酸性染料比色法外,生物碱类药物及其制剂的含量测定方法还有哪些?

预试
　　摸清实验条件,保证成功率。

准备
　　实验用品。

四、实验用品准备

仪器设备	药　品	试　剂
移液管、容量瓶、分液漏斗、试管、分析天平、紫外-可见分光光度计、水浴锅、旋光仪等	硫酸阿托品注射液等	硫酸阿托品对照品、三氯甲烷、溴甲酚绿溶液、发烟硝酸、乙醇、氢氧化钾、甲基红指示液、氢氧化钠滴定液(0.02 mol/L)等

五、实验过程

实验内容	实验方法	实验记录
鉴别	取本品适量(约相当于硫酸阿托品 5 mg),置水浴锅上蒸干,残渣显托烷生物碱类的反应: 取残渣,加发烟硝酸 5 滴,置水浴锅上蒸干,得黄色的残渣,放冷,加乙醇 2~3 滴湿润,加固体氢氧化钾一小粒,即显深紫色。	
检查	酸度:取本品适量(约相当于硫酸阿托品 0.50 g),加水 10 mL溶解,加甲基红指示液 1 滴,如显红色,加氢氧化钠滴定液(0.02 mol/L)0.15 mL,应变为黄色。 莨菪碱:取本品适量,加水制成每 1 mL 中含 50 mg 的溶液,依旋光度测定法测定(附录 1),旋光度不得超过 -0.40°。	
含量测定	精密量取本品适量(约相当于硫酸阿托品 2.5 mg),置 50 mL 容量瓶中,用水稀释至刻度,摇匀,作为供试品溶液;另取硫酸阿托品对照品约 25 mg,精密称定,置 25 mL 容量瓶中,加水溶解并稀释至刻度,摇匀,精密量取 5 mL,置100 mL 容量瓶中,用水稀释至刻度,摇匀,作为对照品溶液。精密量取供试品溶液与对照品溶液各 2 mL,分别置预先精密加入三氯甲烷 10 mL 的分液漏斗中,各加溴甲酚绿溶液(取溴甲酚绿 50 mg 与邻苯二甲酸氢钾 1.021 g,加 0.2 mol/L 氢氧化钠溶液 6.0 mL 使其溶解,再用水稀释至 100 mL,摇匀,必要时滤过)2.0 mL,振摇提取 2 min 后,静置使其分层,分取澄清的三氯甲烷液,按照紫外-可见分光光度法(附录 2),在 420 nm 的波长处分别测定光度,计算,并将结果乘 1.027,即得。	

六、实验注意事项

(1)对照品、供试品与空白溶剂应平行操作,振摇与放置时间应一致。

(2)分取三氯甲烷层时最初流出的三氯甲烷提取液应弃去约 1 mL,用继续流出的三氯甲烷层提取液进行测定。三氯甲烷提取液必需澄清透明,不得混有水珠,所用分液漏斗必须干燥无水。

(3)三氯甲烷提取液如混有少量水分,可用滤纸滤过或用无水硫酸钠除去,但滤纸滤过时需注意保证滤液浓度,以免影响测定结果。

实验 **11**
维生素 C 注射液的含量测定

实验学时:2 学时

一、实验目的

(1)掌握维生素 C 注射液含量测定的原理、方法。
(2)能进行正确的操作技能和有关计算。
(3)掌握注射液含量测定时排除附加剂干扰的常用方法和操作技能。

二、实验原理

维生素 C 分子结构中的连二烯醇基具有较强的还原性,在酸性溶液中被碘定量地氧化,因此,可用碘量法测定其含量。

三、实验预习、预试

预习

1.用化学方程式表示本试验的实验原理

2.加入新沸过的冷水、丙酮和稀醋酸的目的分别是什么?

3.写出实验结果计算公式

续表

4.计算本实验消耗碘滴定液的理论体积	
预试 　　摸清实验条件,保证成功率。	
准备 　　实验用品。	

四、实验用品准备

仪器设备	药　品	试　剂
酸式滴定管、量筒、碘量瓶等	维生素 C 注射液等	碘滴定液(0.1 mol/L)、丙酮、稀醋酸、淀粉指示液等

五、实验过程

实验内容	实验方法	实验记录
含量测定	精密量取本品适量(约相当于维生素 C 0.2 g),加新沸过的冷水 15 mL 与丙酮 2 mL,摇匀,放置 5 min,加稀醋酸 4 mL 与淀粉指示液 1 mL,用碘滴定液(0.05 mol/L)滴定,至溶液显蓝色并持续 30 s 不褪。每 1 mL 碘滴定液(0.05 mol/L)相当于 8.806 mg 的 $C_6H_8O_6$。	

六、实验注意事项

　　(1)焦亚硫酸钠、亚硫酸氢钠或亚硫酸钠等抗氧剂可与丙酮或甲醛反应生成加成物,从而排除抗氧剂对测定的干扰。

　　(2)滴定操作多在酸性溶液中进行,因在酸性溶液中维生素 C 受空气氧化的速度减慢,较为稳定,但供试液加稀醋酸后仍需立即进行。

　　(3)用碘量瓶进行滴定操作,放置 5 min 时应将碘量瓶瓶塞盖住,以免维生素 C 被氧化。

　　(4)放置 5 min 是为了使丙酮与供试品中附加剂充分反应完全。

实验 **12**
纯化水的质量分析

实验学时:2 学时

一、实验目的

(1)掌握纯化水各检查项目的基本操作方法和技能。

(2)熟悉纯化水的检查项目和标准要求。

二、实验预习、预试

预习

1. 酸碱度检查法有哪几种?

2. 杂质限量检查法分别有哪几种? 纯化水中硝酸盐和亚硝酸盐采用何种方法检查?

3.《中华人民共和国药典》(2020 年版)中重金属检查法有哪几种? 适用范围分别是什么?

续表

4.纯化水中重金属的检查采用何种方法？原理是什么？（用化学方程式表示）	
预试	
摸清实验条件,保证成功率。	
准备	
实验用品。	

三、实验用品准备

仪器设备	药 品	试 剂
纳氏比色管、移液管、电子天平、试管、蒸发皿、干燥箱、锥形瓶、水浴锅等	纯化水等	甲基红指示液、溴麝香草酚蓝指示液、10% 氯化钾溶液、0.1% 二苯胺硫酸溶液、浓硫酸、标准硝酸盐溶液、无硝酸盐的水、无亚硝酸盐的水、对氨基苯磺酰胺的稀盐酸溶液(1→100)、盐酸萘乙二胺溶液(0.1→100)、标准亚硝酸盐溶液、碱性碘化汞钾试液、氯化铵溶液、无氨水、稀硫酸、高锰酸钾滴定液、醋酸盐缓冲液(pH=3.5)、硫代乙酰胺试液、标准铅溶液等

四、实验过程

实验内容	实验方法	实验记录
酸碱度	取本品 10 mL,加甲基红指示液 2 滴,不得显红色;另取 10 mL,加溴麝香草酚蓝指示液 5 滴,不得显蓝色。	
硝酸盐	取本品 5 mL 置试管中,于水浴锅中冷却,加 10% 氯化钾溶液 0.4 mL 与 0.1% 二苯胺硫酸溶液 0.1 mL,摇匀,缓缓滴加浓硫酸 5 mL,摇匀,将试管于 50 ℃水浴锅中放置 15 min,溶液产生的蓝色与标准硝酸盐溶液[取硝酸钾 0.163 g,加水溶解并稀释至 100 mL,摇匀,精密量取 1 mL,加水稀释成 100 mL,再精密量取 10 mL,加水稀释成 100 mL,摇匀,即得(每 1 mL 相当于 1 μgNO$_3$)] 0.3 mL,加无硝酸盐的水 4.7 mL,与用同一方法处理后的颜色比较,不得更深(0.000 006%)。	

实验内容	实验方法	实验记录
亚硝酸盐	取本品 10 mL，置纳氏管中，加对氨基苯磺酰胺的稀盐酸溶液（1→100）1 mL 与盐酸萘乙二胺溶液（0.1→100）1 mL，产生的粉红色，与标准亚硝酸盐溶液［取亚硝酸钠 0.750 g（按干燥品计算），加水溶解，稀释至 100 mL，摇匀，精密量取 1 mL，加水稀释成 100 mL，摇匀，再精密量取 1 mL，加水稀释成 50 mL，摇匀，即得（每 1 mL 相当于 1 μgNO$_2$）］0.2 mL，加无亚硝酸盐的水 9.8 mL，与用同一方法处理后的颜色比较，不得更深（0.000 002%）。	
氨	取本品 50 mL，加碱性碘化汞钾试液 2 mL，放置 15 min；如显色，与氯化铵溶液（取氯化铵 31.5 mg，加无氨水适量使溶解并稀释成 1 000 mL）1.5 mL，加无氨水 48 mL 与碱性碘化汞钾试液 2 mL 制成的对照液比较，不得更深（0.000 03%）。	
易氧化物	取本品 100 mL，加稀硫酸 10 mL，煮沸后，加高锰酸钾滴定液（0.02 mol/L）0.10 mL，再煮沸 10 min，粉红色不得完全消失。	
不挥发物	取本品 100 mL，置 105 ℃恒重的蒸发皿中，在水浴锅上蒸干，并在 105 ℃干燥至恒重，遗留残渣不得过 1 mg。	
重金属	取本品 100 mL，加水 19 mL，蒸发至 20 mL，放冷，加醋酸盐缓冲液（pH=3.5）2 mL 与水适量使成 25 mL，加硫代乙酰胺试液 2 mL，摇匀，放置 2 min，与标准铅溶液 1.0 mL 加水 19 mL 用同一方法处理后的颜色比较，不得更深（0.000 01%）。	

五、实验注意事项

（1）采用对照法检查杂质时一定要注意遵循平行原则。

（2）硝酸盐、亚硝酸盐和氨的检查一定要分别用无硝酸盐的水、无亚硝酸盐的水和无氨水。

附　录

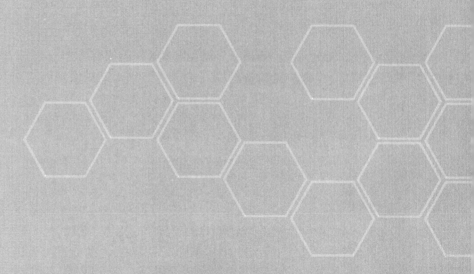

附录 1

旋光度测定法

平面偏振光通过含有某些光学活性化合物的液体或溶液时,能引起旋光现象,使偏振光的平面向左或向右旋转,旋转的度数称为旋光度。在一定波长与温度下,偏振光透过每 1 mL含有 1 g 旋光性物质的溶液且光路长为 1 dm 时,测得的旋光度称为比旋度。比旋度(或旋光度)可以用于鉴别或检查光学活性药品的纯杂程度,也可用于测定光学活性药品的含量。

在空间上不能重叠,互为镜像关系的立体异构体称为对映体。手性物质的对映异构体之间,除使平面偏振光发生偏转的程度相同而方向相反外,在非手性环境中的理化性质相同。生物大分子如酶、生物受体等通常为手性物质,总是表现出对一种对映体的立体选择性,因此,对映体可在药理学与毒理学方面有差异。来源于自然界的物质,例如氨基酸、蛋白质、生物碱、抗体、糖苷、糖等,大多以对映体的形式存在。外消旋体一般由等量的对映异构体构成,旋光度净值为零,其物理性质也可能与对映体不同。

最常用的光源是采用钠灯在可见光区的 D 线(589.3 nm),但也使用较短的波长,如光电偏振计使用滤光片得到汞灯波长约为 578 nm、546 nm、436 nm、405 nm 和 365 nm 处的最大透射率的单色光,其具有更高的灵敏度,可降低被测化合物的浓度。还有一些其他光源,如带有适当滤光器的氙灯或卤钨灯。

除另有规定外,本法系采用钠光谱的 D 线(589.3 nm)测定旋光度,测定管长度为 1 dm(如使用其他管长,应进行换算),测定温度为 20 ℃。用读数至 0.01°并经过检定的旋光计。

旋光度测定一般应在溶液配制后 30 min 内进行测定。测定旋光度时,将测定管用供试液体或溶液(取固体供试品,按各品种项下的方法制成溶液)冲洗数次,缓缓注入供试液体或溶液适量(注意勿使发生气泡),置于旋光计内检测读数,即得供试液的旋光度。使偏振光向右旋转者(顺时针方向)为右旋,以"＋"符号表示;使偏振光向左旋转者(反时针方向)为左旋,以"－"符号表示。用同法读取旋光度 3 次,取 3 次的平均数,按下列公式计算,即得供试品的比旋度。

对液体供试品 $$[\alpha]_D^t = \frac{\alpha}{ld}$$

对固体供试品 $$[\alpha]_D^t = \frac{100\alpha}{lc}$$

式中　[α]——比旋度；

　　　　D——钠光谱的 D 线；

　　　　t——测定时的温度，℃；

　　　　l——测定管长度，dm；

　　　　$α$——测得的旋光度；

　　　　d——液体的相对密度；

　　　　c——每 100 mL 溶液中含有被测物质的重量（按干燥品或无水物计算），g。

旋光计的检定，可用标准石英旋光管进行，读数误差应符合规定。

【注意事项】

（1）每次测定前应以溶剂作空白校正，测定后，再校正 1 次，以确定在测定时零点有无变动；如第 2 次校正时发现旋光度差值超过 ±0.01 时表明零点有变动，则应重新测定旋光度。

（2）配制溶液及测定时，均应调节温度至（20 ±0.5）℃（或各品种项下规定的温度）。

（3）供试的液体或固体物质的溶液应充分溶解，供试液应澄清。

（4）物质的旋光度与测定光源、测定波长、溶剂、浓度和温度等因素有关。因此，表示物质的旋光度时应注明测定条件。

（5）当已知供试品具有外消旋作用或旋光转化现象，则应相应地采取措施，对样品制备的时间以及将溶液装入旋光管的间隔测定时间进行规定。

附录 2
紫外-可见分光光度法

紫外-可见分光光度法是在 190～800 nm 波长内测定物质的吸光度,用于鉴别、杂质检查和定量测定的方法。当光穿过被测物质溶液时,物质对光的吸收程度随光的波长不同而变化。因此,通过测定物质在不同波长处的吸光度,并绘制其吸光度与波长的关系图即得被测物质的吸收光谱。从吸收光谱中,可以确定最大吸收波长 λ_{max} 和最小吸收波长 λ_{min}。物质的吸收光谱具有与其结构相关的特征性。因此,可以通过特定波长范围内样品的光谱与对照光谱或对照品光谱的比较,或通过确定最大吸收波长,或通过测量两个特定波长处的吸收比值而鉴别物质。用于定量时,在最大吸收波长处测量一定浓度样品溶液的吸光度,并与一定浓度的对照溶液的吸光度进行比较或采用吸收系数法求算出样品溶液的浓度。

1. 波长

由于环境因素对机械部分的影响,仪器的波长经常会略有变动,因此除应定期对所用的仪器进行全面校正检定外,还应于测定前校正测定波长。常用汞灯中的较强谱线 237.83 nm、253.65 nm、275.28 nm、296.73 nm、313.16 nm、334.15 nm、365.02 nm、404.66 nm、435.83 nm、546.07 nm 与 576.96 nm;或用仪器中氘灯的 486.02 nm 与 656.10 nm 谱线进行校正;钬玻璃在波长 279.4 nm、287.5 nm、333.7 nm、360.9 nm、418.5 nm、460.0 nm、484.5 nm、536.2 nm 与 637.5 nm 处有尖锐吸收峰,也可作波长校正用,但因来源不同或随着时间的推移会有微小的变化,使用时应注意。近年来,常使用高氯酸钬溶液校正双光束仪器,以 10% 高氯酸溶液为溶剂,配制含氧化钬(Ho_2O_3)4% 的溶液,该溶液的吸收峰波长为 241.13 nm、278.10 nm、287.18 nm、333.44 nm、345.47 nm、361.31 nm、416.28 nm、451.30 nm、485.29 nm、536.64 nm 和 640.52 nm。

2. 吸光度的准确度

吸光度的准确度可用重铬酸钾的硫酸溶液检定。取在 120 ℃ 干燥至恒重的基准重铬酸钾约 60 mg,精密称定,用 0.005 mol/L 硫酸溶液溶解并稀释至 1 000 mL,在规定的波长处测定并计算其吸收系数,并与规定的吸收系数比较,应符合下表中规定。

波长/nm	235(最小)	257(最大)	313(最小)	350(最大)
吸收系数($E_{1cm}^{1\%}$)的规定值	124.5	144.0	48.6	106.6
吸收系数($E_{1cm}^{1\%}$)的许可范围	123.0~126.0	142.8~146.2	47.0~50.3	105.5~108.5

3.杂散光的检查

杂散光的检查可按下表所列的试剂和浓度配制成水溶液,置1 cm石英吸收池中,在规定的波长处测定透光率。

试剂	浓度/%($g·mL^{-1}$)	测定用波长/nm	透光率/%
碘化钠	1.00	220	<0.8
亚硝酸钠	5.00	340	<0.8

4.对溶剂的要求

含有杂原子的有机溶剂,通常均具有很强的末端吸收。因此,当作溶剂使用时,它们的使用范围均不能小于截止使用波长。例如甲醇、乙醇的截止使用波长为205 nm。另外,当溶剂不纯时,也可能增加干扰吸收。因此,在测定供试品前,应先检查所用的溶剂在供试品所用的波长附近是否符合要求,即将溶剂置于1 cm石英吸收池中,以空气为空白(即空白光路中不置任何物质)测定其吸光度。溶剂和吸收池的吸光度在220~240 nm内不得超过0.40,在241~250 nm内不得超过0.20,在251~300 nm内不得超过0.10,在300 nm以上时不得超过0.05。

5.测定法

测定时,除另有规定外,应以配制供试品溶液的同批溶剂为空白对照,采用1 cm的石英吸收池,在规定的吸收峰波长±2 nm内测试几个点的吸光度,或由仪器在规定波长附近自动扫描测定,以核对供试品的吸收峰波长位置是否正确。除另有规定外,吸收峰波长应在该品种项下规定的波长±2 nm以内,并以吸光度最大的波长作为测定波长。一般供试品溶液的吸光度读数,以0.3~0.7为宜。仪器的狭缝波带宽度宜小于供试品吸收带的半高宽度的1/10,否则测得的吸光度会偏低;狭缝宽度的选择,应以减小狭缝宽度时供试品的吸光度不再增大为准。由于吸收池和溶剂本身可能有空白吸收,因此测定供试品的吸光度后应减去空白读数,或由仪器自动扣除空白读数后再计算含量。

当溶液的pH值对测定结果有影响时,应将供试品溶液的pH值和对照品溶液的pH值调成一致。

(1)鉴别和检查:分别按各品种项下规定的方法进行。

(2)含量测定:一般有以下几种方法。

①对照品比较法:按各品种项下的方法,分别配制供试品溶液和对照品溶液,对照品溶液中所含被测成分的量应为供试品溶液中被测成分规定量的100%±10%,所用溶剂也应完全一致,在规定的波长处测定供试品溶液和对照品溶液的吸光度后,按下式计算供试品中被测

溶液的浓度：

$$C_x = C_R \times \frac{A_x}{A_R}$$

式中　C_x——供试品溶液的浓度；

　　　A_x——供试品溶液的吸光度；

　　　C_R——对照品溶液的浓度；

　　　A_R——对照品溶液的吸光度。

　　②吸收系数法：按各品种项下的方法配制供试品溶液，在规定的波长处测定其吸光度，再以该品种在规定条件下的吸收系数计算含量。用本法测定时，吸收系数通常应大于100，并注意仪器的校正和检定。

　　③计算分光光度法：计算分光光度法有多种，使用时应按各品种项下规定的方法进行。当在吸收曲线的陡然上升或下降的部位测定吸光度时，波长的微小变化可能对测定结果造成显著影响，故对照品和供试品的测试条件应尽可能一致。计算分光光度法一般不宜用作含量测定。

　　④比色法：供试品本身在紫外-可见光区没有强吸收，或在紫外光区虽有吸收但为了避免干扰或提高灵敏度，可加入适当的显色剂，使反应产物的最大吸收移至可见光区，这种测定方法称为比色法。

　　用比色法测定时，由于显色时影响显色深浅的因素较多，应取供试品与对照品或标准品同时操作。除另有规定外，比色法所用的空白系指用同体积的溶剂代替对照品或供试品溶液，然后依次加入等量的相应试剂，并用同样的方法处理。在规定的波长处测定对照品和供试品溶液的吸光度后，按上述①法计算供试品浓度。

　　当吸光度和浓度关系不呈良好线性时，应取数份梯度量的对照品溶液，用溶剂补充至同一体积，显色后测定各份溶液的吸光度，然后以吸光度与相应的浓度绘制标准曲线，再根据供试品的吸光度在标准曲线上查得其相应的浓度，并求出其含量。

附录 **3**

pH 值测定法

pH 值是水溶液中氢离子活度的方便表示方法。pH 值定义为水溶液中氢离子活度(a_{H^+})的负对数,即 $pH = -\lg a_{H^+}$,但氢离子活度却难以由实验准确测定。为使用方便,溶液的 pH 值规定由下式测定:

$$pH = pH_s - \frac{E - E_s}{k}$$

式中　E——含有待测溶液(pH)的原电池电动势,V;

　　　E_s——含有标准缓冲液(pH_s)的原电池电动势,V;

　　　k——与温度(t,℃)有关的常数,$k = 0.059\ 16 + 0.000\ 198(t - 25)$。

由于待测物的电离常数、介质的介电常数和液接界电位等诸多因素均可影响 pH 值的准确测量,所以实验测得的数值只是溶液的表观 pH 值,它不能作为溶液氢离子活度的严格表征。尽管如此,只要待测溶液与标准缓冲液的组成足够接近,由上式测得的 pH 值与溶液的真实 pH 值还是颇为接近的。

溶液的 pH 值使用酸度计测定。水溶液的 pH 值通常以玻璃电极为指示电极、饱和甘汞电极或银-氯化银电极为参比电极进行测定。酸度计应定期进行计量检定,并符合国家有关规定。测定前,应采用下列标准缓冲液校正仪器,也可用国家标准物质管理部门发放的标示 pH 值准确至 0.01pH 单位的各种标准缓冲液校正仪器。

1. 仪器校正用的标准缓冲液

(1)草酸盐标准缓冲液。精密称取在(54 ±3)℃干燥 4 ~ 5 h 的草酸三氢钾 12.71 g,加水使溶解并稀释至 1 000 mL。

(2)苯二甲酸盐标准缓冲液。精密称取在(115 ±5)℃干燥 2 ~ 3 h 的邻苯二甲酸氢钾 10.21 g,加水使溶解并稀释至 1 000 mL。

(3)磷酸盐标准缓冲液。精密称取在(115 ±5)℃干燥 2 ~ 3 h 的无水磷酸氢二钠 3.55 g 与磷酸二氢钾 3.40 g,加水使溶解并稀释至 1 000 mL。

(4)硼砂标准缓冲液。精密称取硼砂 3.81 g(注意避免风化),加水使溶解并稀释至 1 000 mL,置聚乙烯塑料瓶中,密塞,避免空气中二氧化碳进入。

(5)氢氧化钙标准缓冲液。于 25 ℃,用无二氧化碳的水和过量氢氧化钙经充分振摇制成饱和溶液,取上清液使用。因本缓冲液是 25 ℃时的氢氧化钙饱和溶液,所以临用前需核对溶液的温度是否在 25 ℃,否则需调温至 25 ℃再经溶解平衡后,方可取上清液使用。存放时应防止空气中二氧化碳进入。一旦出现浑浊,应弃去重配。

上述标准缓冲溶液必须用 pH 值基准试剂配制。不同温度时各种标准缓冲液的 pH 值见下表。

温度/℃	草酸盐标准缓冲液	苯二甲酸盐标准缓冲液	磷酸盐标准缓冲液	硼砂标准缓冲液	氢氧化钙标准缓冲液（25 ℃饱和溶液）
0	1.67	4.01	6.98	9.46	13.43
5	1.67	4.00	6.95	9.40	13.21
10	1.67	4.00	6.92	9.33	13.00
15	1.67	4.00	6.90	9.27	12.81
20	1.68	4.00	6.88	9.22	12.63
25	1.68	4.01	6.86	9.18	12.45
30	1.68	4.01	6.85	9.14	12.30
35	1.69	4.02	6.84	9.10	12.14
40	1.69	4.04	6.84	9.06	11.98
45	1.70	4.05	6.83	9.04	11.84
50	1.71	4.06	6.83	9.01	11.71
55	1.72	4.08	6.83	8.99	11.57
60	1.72	4.09	6.84	8.96	11.45

2. 注意事项

测定 pH 值时,应严格按仪器的使用说明书操作,并注意下列事项。

（1）测定前,按各品种项下的规定,选择两种 pH 值约相差 3 个 pH 单位的标准缓冲液,并使供试品溶液的 pH 值处于两者之间。

（2）取与供试品溶液 pH 值较接近的第一种标准缓冲液对仪器进行校正（定位）,使仪器示值与上表所列数值一致。

（3）仪器定位后,再用第二种标准缓冲液核对仪器示值,误差应不大于 ±0.02 pH 单位。若大于此偏差,则应小心调节斜率,使示值与第二种标准缓冲液的表列数值相符。重复上述定位与斜率调节操作,至仪器示值与标准缓冲液的规定数值相差不大于 0.02 pH 单位。否则,需检查仪器或更换电极后,再行校正至符合要求。

（4）每次更换标准缓冲液或供试品溶液前,应用纯化水充分洗涤电极,然后将水吸尽,也可用所换的标准缓冲液或供试品溶液洗涤。

（5）在测定高 pH 值的供试品和标准缓冲液时,应注意碱误差的问题,必要时选用适当的玻璃电极测定。

（6）对于弱缓冲液或无缓冲作用溶液的 pH 值测定,除另有规定外,先用苯二甲酸盐标准缓冲液校正仪器后测定供试品溶液,并重取供试品溶液再测,直至 pH 值的读数在 1 min 内改变不超过 ±0.05 为止;然后再用硼砂标准缓冲液校正仪器,再如上法测定;两次 pH 值的读数相差应不超过 0.1,取两次读数的平均值为其 pH 值。

（7）配制标准缓冲液与溶解供试品的水，应是新沸过并放冷的纯化水，其 pH 值应为5.5～7.0。

（8）标准缓冲液一般可保存 2～3 个月，但发现有浑浊、发霉或沉淀等现象时，不能继续使用。

附录 **4**
电位滴定法与永停滴定法

　　电位滴定法与永停滴定法是容量分析中用以确定终点或选择核对指示剂变色域的方法。选用适当的电极系统可以作氧化还原法、中和法(水溶液或非水溶液)、沉淀法、重氮化法或水分测定法第一法等的终点指示。

　　电位滴定法选用两支不同的电极。一支为指示电极,其电极电位随溶液中被分析成分的离子浓度的变化而变化;另一支为参比电极,其电极电位固定不变。在到达滴定终点时,因被分析成分的离子浓度急剧变化而引起指示电极的电位突减或突增,此转折点称为突跃点。

　　永停滴定法采用两支相同的铂电极,当在电极间加一低电压(例如 50 mV)时,若电极在溶液中极化,则在未到滴定终点时,仅有很小或无电流通过;但当到达终点时,滴定液略有过剩,使电极去极化,溶液中即有电流通过,电流计指针突然偏转,不再回复。反之,若电极由去极化变为极化,则电流计指针从有偏转回到零点,也不再变动。

　　1. 仪器装置

　　电位滴定可用电位滴定仪、酸度计或电位差计,永停滴定可用永停滴定仪或按下图示装置。

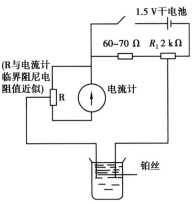

　　电流计的灵敏度除另有规定外,测定水分时用 10^{-6} A/格,重氮化法用 10^{-9} A/格。所用电极可按下表选择。

方法	电极系统	说明
水溶液氧化还原法	铂-饱和甘汞	铂电极用加有少量三氯化铁的硝酸或铬酸清洁液浸洗
水溶液中和法	玻璃-饱和甘汞	—
非水溶液中和法	玻璃-饱和甘汞	饱和甘汞电极套管内装氯化钾的饱和无水甲醇溶液。玻璃电极用过后应立即清洗并浸在水中保存
水溶液银量法	银-玻璃	银电极可用稀硝酸迅速浸洗
	银-硝酸钾盐桥-饱和甘汞	—
—C—CH 中氢置换法	玻璃-硝酸钾盐桥-饱和甘汞	—
硝酸汞电位滴定法	铂-汞-硝酸亚汞	铂电极可用10%(g/mL)硫代硫酸钠溶液浸泡后用水清洗。汞-硝酸亚汞电极可用稀硝酸浸泡后用水清洗
永停滴定法	铂-铂	铂电极用加有少量三氯化铁的硝酸或铬酸清洁液浸洗

2. 滴定法

(1)电位滴定法:将盛有供试品溶液的烧杯置于电磁搅拌器上,浸入电极,搅拌,并自滴定管中分次滴加滴定液;开始时可每次加入较多的量,搅拌,记录电位;至接近终点前,每次加入少量,搅拌,记录电位;至突跃点已过,仍应继续滴加几次滴定液,并记录电位。

滴定终点的确定:终点的确定分为作图法和计算法两种。作图法是以指示电极的电位(E)为纵坐标,以滴定液体积(V)为横坐标,绘制滴定曲线,以滴定曲线的陡然上升或下降部分的中点或曲线的拐点为滴定终点。根据实验得到的 E 值与相应的 V 值,依次计算一级微商 $\Delta E/\Delta V$(相邻两次的电位差与相应滴定液体积差之比)和二级微商 $\Delta^2 E/\Delta V^2$(相邻 $\Delta E/\Delta V$ 值间的差与相应滴定液体积差之比)值,将测定值(E,V)和计算值列表。再将计算值 $\Delta E/\Delta V$ 或 $\Delta^2 E/\Delta V^2$ 作为纵坐标,以相应的滴定液体积(V)为横坐标作图,一级微商 $\Delta E/\Delta V$ 的极值和二级微商 $\Delta^2 E/\Delta V^2$ 等于零(曲线过零)时对应的体积即为滴定终点。前者称为一阶导数法,终点时的滴定液体积也可由计算求得,即 $\Delta E/\Delta V$ 达极值时前、后两个滴定液体积读数的平均值;后者称为二阶导数法,终点时的滴定液体积也可采用曲线过零前、后两点坐标的线性内插法计算,即

$$V_0 = V + \frac{a}{a+b} \times \Delta V$$

式中 V_0——终点时的滴定液体积;

     a——曲线过零前的二级微商绝对值;

     b——曲线过零后的二级微商绝对值;

     V—— a 点对应的滴定液体积;

     ΔV——由 a 点至 b 点所加的滴定液体积。

由于二阶导数计算法最准确,所以最为常用。

采用自动电位滴定仪可方便地获得滴定数据或滴定曲线。

如系供终点时指示剂色调的选择或核对,可在滴定前加入指示剂,观察终点前至终点后的颜色变化,以确定该品种在滴定终点时的指示剂颜色。

(2)永停滴定法:用作重氮化法的终点指示时,调节 R_1 使加于电极上的电压约为 50 mV。取供试品适量,精密称定,置烧杯中,除另有规定外,可加水 40 mL 与盐酸溶液(1→2)15 mL,而后置于电磁搅拌器上,搅拌使其溶解,再加溴化钾 2 g,插入铂-铂电极后,将滴定管的尖端插入液面下约 2/3 处,用亚硝酸钠滴定液(0.1 mol/L 或 0.05 mol/L)迅速滴定,随滴随搅拌,至近终点时,将滴定管的尖端提出液面,用少量水淋洗尖端,洗液并入溶液中,继续缓缓滴定,至电流计指针突然偏转,并不再回复,即为滴定终点。

用作水分测定法第一法的终点指示时,可调节 R_1 使电流计的初始电流为 5~10 μA,待滴定到电流突增至 50~150 μA,并持续数分钟不退回时,即为滴定终点。

附录 **5**

常用试液的配制

（1）乙醇制对二甲氨基苯甲醛试液。取对二甲氨基苯甲醛 1 g，加乙醇 9.0 mL 与盐酸 2.3 mL 使溶解，再加乙醇至 100 mL，即得。

（2）乙醇制氢氧化钾试液。可取用乙醇制氢氧化钾滴定液(0.5 mol/L)。

（3）乙醇制硝酸银试液。取硝酸银 4 g，加水 10 mL 溶解后，加乙醇使其成 100 mL，即得。

（4）二乙基二硫代氨基甲酸银试液。取二乙基二硫代氨基甲酸银 0.25 g，加三氯甲烷适量与三乙胺 1.8 mL，加三氯甲烷至 100 mL，搅拌使溶解，放置过夜，用脱脂棉滤过，即得。本液应置棕色玻璃瓶内，密塞，置阴凉处保存。

（5）二苯胺试液。取二苯胺 1 g，加硫酸 100 mL 使其溶解，即得。

（6）二氯靛酚钠试液。取 2,6-二氯靛酚钠 0.1 g，加水 100 mL 溶解后，滤过，即得。

（7）三硝基苯酚试液。本液为三硝基苯酚的饱和水溶液。

（8）三氯化铁试液。取三氯化铁 9 g，加水使溶解成 100 mL，即得。

（9）三氯化锑试液。本液为三氯化锑的饱和三氯甲烷溶液。

（10）水合氯醛试液。取水合氯醛 50 g，加水 15 mL 与甘油 10 mL 使其溶解，即得。

（11）甲醛试液。可取用"甲醛溶液"。

（12）甲醛硫酸试液。取硫酸 1 mL，滴加甲醛试液 1 滴，摇匀，即得。本液应临用新制。

（13）四苯硼钠试液。取四苯硼钠 0.1 g，加水使其溶解成 100 mL，即得。

（14）对二甲氨基苯甲醛试液。取对二甲氨基苯甲醛 0.125 g，加无氮硫酸 65 mL 与水 35 mL 的冷混合液溶解后，加三氯化铁试液 0.05 mL，摇匀，即得。本液配制后在 7 日内使用。

（15）对氨基苯磺酸-α-萘胺试液。取无水对氨基苯磺酸 0.5 g，加醋酸 150 mL 溶解后，另取盐酸-α-萘胺 0.1 g，加醋酸 150 mL 使其溶解，将两液混合，即得。本液久置显粉红色，用时可加锌粉脱色。

（16）亚硝酸钠试液。取亚硝酸钠 1 g，加水使其溶解成 100 mL，即得。

（17）亚硫酸氢钠试液。取亚硫酸氢钠 10 g，加水使其溶解成 30 mL，即得。本液应临用新制。

（18）亚硫酸钠试液。取无水亚硫酸钠 20 g，加水 100 mL 使其溶解，即得。本液应临用新制。

（19）过氧化氢试液。取浓过氧化氢溶液（30%），加水稀释成3%的溶液。临用新制。

（20）次氯酸钠试液。取次氯酸钠溶液适量，加水制成含 $NaClO$ 不少于4%的溶液，即得。本液应置棕色瓶内，在暗处保存。

（21）异烟肼试液。取异烟肼0.25 g，加盐酸0.31 mL，加甲醇或无水乙醇使其溶解成500 mL，即得。

（22）茚三酮试液。取茚三酮2 g，加乙醇使其溶解成100 mL，即得。

（23）茜素氟蓝试液。取茜素氟蓝0.19 g，加氢氧化钠溶液（1.2→100）12.5 mL，加水800 mL与醋酸钠结晶0.25 g，用稀盐酸调节 pH 值约为5.4，用水稀释至1 000 mL，摇匀，即得。

（24）枸橼酸醋酐试液。取枸橼酸2 g，加醋酐100 mL使其溶解，即得。

（25）氢氧化钙试液。取氢氧化钙3 g，置玻璃瓶中，加水1 000 mL，密塞。时时猛力振摇，放置1 h，即得。用时倾取上清液。

（26）氢氧化钠试液。取氢氧化钠4.3 g，加水使其溶解成100 mL，即得。

（27）氢氧化钡试液。取氢氧化钡，加新沸过的冷水使其成饱和的水溶液，即得。本液应临用新制。

（28）氢氧化钾试液。取氢氧化钾6.5 g，加水使其溶解成100 mL，即得。

（29）香草醛试液。取香草醛0.1 g，加盐酸10 mL使其溶解，即得。

（30）香草醛硫酸试液。取香草醛0.2 g，加硫酸10 mL使其溶解，即得。

（31）重铬酸钾试液。取重铬酸钾7.5 g，加水使其溶解成100 mL，即得。

（32）盐酸试液。取盐酸8.4 mL，加水使稀释成100 mL。

（33）盐酸羟胺试液。取盐酸羟胺3.5 g，加60%乙醇使其溶解成100 mL，即得。

（34）钼硫酸试液。取钼酸铵0.1 g，加硫酸10 mL使其溶解，即得。

（35）铁氰化钾试液。取铁氰化钾1 g，加水10 mL使其溶解，即得。本液应临用新制。

（36）氨试液。取浓氨溶液400 mL，加水使其成1 000 mL，即得。

（37）氨制硝酸银试液。取硝酸银1 g，加水20 mL溶解后，滴加氨试液，随加随搅拌，至初起的沉淀将近全溶，滤过，即得。本液应置棕色瓶内，在暗处保存。

（38）高锰酸钾试液。可取用高锰酸钾滴定液（0.02 mol/L）。

（39）铜吡啶试液。取硫酸铜4 g，加水90 mL溶解后，加吡啶30 mL，即得。本液应临用新制。

（40）硝酸亚铈试液。取硝酸亚铈0.22 g，加水50 mL使其溶解，加硝酸0.1 mL与盐酸羟胺50 mg，加水稀释至1 000 mL，摇匀，即得。

（41）硝酸银试液。可取用硝酸银滴定液（0.1 mol/L）。

（42）硫化钠试液。取硫化钠1 g，加水使其溶解成10 mL，即得。本液应临用新制。

（43）硫代乙酰胺试液。取硫代乙酰胺4 g，加水使其溶解成100 mL，置冰箱中保存。临用前取混合液（由1 mol/L氢氧化钠溶液15 mL、水5.0 mL及甘油20 mL组成）5.0 mL，加上述硫代乙酰胺溶液1.0 mL，置于水浴上加热20 s，冷却，立即使用。

（44）硫氰酸铵试液。取硫氰酸铵8 g，加水使其溶解成100 mL，即得。

（45）硫酸铜试液。取硫酸铜12.5 g，加水使其溶解成100 mL，即得。

（46）氯化亚锡试液。取氯化亚锡1.5 g，加水10 mL与少量的盐酸使其溶解，即得。本液应临用新制。

（47）氯化钡试液。取氯化钡的细粉 5 g，加水使其溶解成 100 mL，即得。

（48）氯化钴试液。取氯化钴 2 g，加盐酸 1 mL，加水溶解并稀释至 100 mL，即得。

（49）稀乙醇。取乙醇 529 mL，加水稀释至 1 000 mL，即得。本液在 20 ℃时含 C_2H_5OH 应为 49.5% ~50.5%（mL／mL）。

（50）稀盐酸。取盐酸 234 mL，加水稀释至 1 000 mL，即得。本液含 HCl 应为 9.5% ~10.5%。

（51）稀硝酸。取硝酸 105 mL，加水稀释至 1 000 mL，即得。本液含 HNO_3 应为 9.5% ~10.5%。

（52）稀硫酸。取硫酸 57 mL，加水稀释至 1 000 mL，即得。本液含 H_2SO_4 应为 9.5% ~10.5%。

（1）邻苯二甲酸盐缓冲液（pH 5.6）。取邻苯二甲酸氢钾 10 g，加水 900 mL，搅拌使其溶解，用氢氧化钠试液（必要时用稀盐酸）调节 pH 值至 5.6，加水稀释至 1 000 mL，混匀，即得。

（2）邻苯二甲酸氢钾-氢氧化钠缓冲液（pH 5.0）。取 0.2 mol/L 的邻苯二甲酸氢钾 100 mL，用 0.2 mol/L 氢氧化钠溶液约 50 mL 调节 pH 值至 5.0，即得。

（3）枸橼酸盐缓冲液。取枸橼酸 4.2 g，加 1 mol/L 的 20% 乙醇制氢氧化钠溶液 40 mL 使其溶解，再用 20% 乙醇稀释至 100 mL，即得。

（4）枸橼酸盐缓冲液（pH 6.2）。取 2.1% 枸橼酸水溶液，用 50% 氢氧化钠溶液调节 pH 值至 6.2，即得。

（5）枸橼酸-磷酸氢二钠缓冲液（pH 4.0）。甲液：取枸橼酸 21 g 或无水枸橼酸 19.2 g，加水使其溶解成 1 000 mL，置冰箱内保存。乙液：取磷酸氢二钠 71.63 g，加水使其溶解成 1 000 mL。取上述甲液 61.45 mL 与乙液 38.55 mL 混合，摇匀，即得。

（6）枸橼酸-磷酸氢二钠缓冲液（pH 7.0）。甲液：取枸橼酸 21 g 或无水枸橼酸 19.2 g，加水使其溶解成 1 000 mL，置冰箱中保存。乙液：取磷酸氢二钠 71.63 g，加水使其溶解成 1 000 mL。取上述甲液 17.65 mL 与乙液 82.35 mL 混合，摇匀，即得。

（7）硼砂-碳酸钠缓冲液（pH 10.8～11.2）。取无水碳酸钠 5.30 g，加水使其溶解成 1 000 mL；另取硼砂 1.91 g，加水使其溶解成 100 mL。临用前取碳酸钠溶液 973 mL 与硼砂溶液 27 mL，混匀，即得。

（8）硼酸-氯化钾缓冲液（pH 9.0）。取硼酸 3.09 g，加 0.1 mol/L 氯化钾溶液 500 mL 使其溶解，再加 0.1 mol/L 氢氧化钠溶液 210 mL，即得。

（9）醋酸钠缓冲液。取醋酸-醋酸钠缓冲液（pH3.6）4 mL，加水稀释至 100 mL。

（10）醋酸盐缓冲液（pH 3.5）。取醋酸铵 25 g，加水 25 mL 溶解后，加 7 mol/L 盐酸溶液 38 mL，用 2 mol/L 盐酸溶液或 5 mol/L 氨溶液准确调节 pH 值至 3.5（电位法指示），用水稀释至 100 mL，即得。

（11）醋酸-醋酸钠缓冲液（pH 3.8）。取 2 mol/L 醋酸钠溶液 13 mL 与 2 mol/L 醋酸溶液 87 mL，加每 1 mL 含铜 1 mg 的硫酸铜溶液 0.5 mL，再加水稀释至 1 000 mL，即得。

（12）磷酸盐缓冲液（pH 6.8）。取 0.2 mol/L 磷酸二氢钾溶液 250 mL，加 0.2 mol/L 氢氧

化钠溶液 118 mL,用水稀释至 1 000 mL,摇匀,即得。

（13）磷酸盐缓冲液（pH 7.0）。取磷酸二氢钾 0.68 g,加 0.1 mol/L 氢氧化钠溶液 29.1 mL,用水稀释至 100 mL,即得。

（14）磷酸盐缓冲液（pH 7.2）。取 0.2 mol/L 磷酸二氢钾溶液 50 mL 与 0.2 mol/L 氢氧化钠溶液 35 mL,加新沸过的冷水稀释至 200 mL,摇匀,即得。

（15）磷酸盐缓冲液（pH 7.3）。取磷酸氢二钠 1.973 4 g 与磷酸二氢钾 0.224 5 g,加水使其溶解成 1 000 mL,调节 pH 值至 7.3,即得。

（16）磷酸盐缓冲液（pH 7.4）。取磷酸二氢钾 1.36 g,加 0.1 mol/L 氢氧化钠溶液 79 mL,用水稀释至 200 mL,即得。

（17）磷酸盐缓冲液（pH 7.6）。取磷酸二氢钾 27.22 g,加水使其溶解成 1 000 mL,取 50 mL,加 0.2 mol/L 氢氧化钠溶液 42.4 mL,再加水稀释至 200 mL,即得。

（18）磷酸盐缓冲液（pH 7.8）。甲液:取磷酸氢二钠 35.9 g,加水溶解,并稀释至 500 mL。乙液:取磷酸二氢钠 2.76 g,加水溶解,并稀释至 100 mL。取上述甲液 91.5 mL 与乙液 8.5 mL 混合,摇匀,即得。

（19）磷酸盐缓冲液（pH 7.8 ～ 8.0）。取磷酸氢二钾 5.59 g 与磷酸二氢钾 0.41 g,加水使其溶解成 1 000 mL,即得。

常用指示剂与指示液的配制

（1）甲基红指示液。取甲基红 0.1 g，加 0.05 mol/L 氢氧化钠溶液 7.4 mL 使其溶解，再加水稀释至 200 mL，即得。变色范围 pH 4.2 ~ 6.3（红→黄）。

（2）甲基红-亚甲蓝混合指示液。取 0.1% 甲基红的乙醇溶液 20 mL，加 0.2% 亚甲蓝溶液 8 mL，摇匀，即得。

（3）甲基红-溴甲酚绿混合指示液。取 0.1% 甲基红的乙醇溶液 20 mL，加 0.2% 溴甲酚绿的乙醇溶液 30 mL，摇匀，即得。

（4）甲基橙指示液。取甲基橙 0.1 g，加水 100 mL 使其溶解，即得。变色范围 pH 3.2 ~ 4.4（红→黄）。

（5）甲酚红指示液。取甲酚红 0.1 g，加 0.05 mol/L 氢氧化钠溶液 5.3 mL 使其溶解，再加水稀释至 100 mL，即得。变色范围 pH 7.2 ~ 8.8（黄→红）。

（6）甲酚红-麝香草酚蓝混合指示液。取甲酚红指示液 1 份与 0.1% 麝香草酚蓝溶液 3 份，混合，即得。

（7）亚甲蓝指示液。取亚甲蓝 0.5 g，加水使其溶解成 100 mL，即得。

（8）荧光黄指示液。取荧光黄 0.1 g，加乙醇 100 mL 使其溶解，即得。

（9）结晶紫指示液。取结晶紫 0.5 g，加冰醋酸 100 mL 使其溶解，即得。

（10）酚酞指示液。取酚酞 1 g，加乙醇 100 mL 使其溶解，即得。变色范围 pH 8.3 ~ 10.0（无色→红）。

（11）铬黑 T 指示剂。取铬黑 T 0.1 g，加氯化钠 10 g，研磨均匀，即得。

（12）淀粉指示液。取可溶性淀粉 0.5 g，加水 5 mL 搅匀后，缓缓倾入 100 mL 沸水中，随加随搅拌，继续煮沸 2 min，放冷，倾取上层清液，即得。本液应临用新制。

（13）碘化钾淀粉指示液。取碘化钾 0.2 g，加新制的淀粉指示液 100 mL 使其溶解，即得。

（14）溴甲酚绿指示液。取溴甲酚绿 0.1 g，加 0.05 mol/L 氢氧化钠溶液 2.8 mL 使其溶解，再加水稀释至 200 mL，即得。变色范围 pH 3.6 ~ 5.2（黄→蓝）。

（15）溴麝香草酚蓝指示液。取溴麝香草酚蓝 0.1 g，加 0.05 mol/L 氢氧化钠溶液 3.2 mL 使其溶解，再加水稀释至 200 mL，即得。变色范围 pH6.0 ~ 7.6（黄→蓝）。

附录 **8**

常用滴定液的配制

1. 乙二胺四醋酸二钠滴定液(0.05 mol/L)

$$C_{10}H_{14}N_2Na_2O_8 \cdot 2H_2O = 372.24 \quad 18.61\ g \rightarrow 1\ 000\ mL$$

【配制】取乙二胺四醋酸二钠 19 g,加适量的水使溶解成 1 000 mL,摇匀。

【标定】取于约 800 ℃灼烧至恒重的基准氧化锌 0.12 g,精密称定,加稀盐酸 3 mL 使其溶解,加水 25 mL,加 0.025% 甲基红的乙醇溶液 1 滴,滴加氨试液至溶液显微黄色,加水 25 mL 与氨-氯化铵缓冲液(pH 10.0)10 mL,再加铬黑 T 指示剂少量,用本液滴定至溶液由紫色变为纯蓝色,并将滴定的结果用空白试验校正。每 1 mL 乙二胺四醋酸二钠滴定液(0.05 mol/L)相当于 4.069 mg 的氧化锌。根据本液的消耗量与氧化锌的取用量,算出本液的浓度,即得。

【贮藏】置于玻璃塞瓶中,避免与橡皮塞、橡皮管等接触。

2. 亚硝酸钠滴定液(0.1 mol/L)

$$NaNO_2 = 69.00 \quad\quad\quad 6.900\ g \rightarrow 1\ 000\ mL$$

【配制】取亚硝酸钠 7.2 g,加无水碳酸钠(Na_2CO_3) 0.10 g,加水适量使其溶解成 1 000 mL,摇匀。

【标定】取在 120 ℃干燥至恒重的基准对氨基苯磺酸约 0.5 g,精密称定,加水 30 mL 与浓氨试液 3 mL,溶解后,加盐酸(1→2)20 mL,搅拌,在 30 ℃以下用本液迅速滴定,滴定时将滴定管尖端插入液面下约 2/3 处,随滴随搅拌;至近终点时,将滴定管尖端提出液面,用少量水洗涤尖端,洗液并入溶液中,继续缓缓滴定,用永停滴定法指示终点。每 1 mL 亚硝酸钠滴定液(0.1 mol/L)相当于 17.32 mg 的对氨基苯磺酸。根据本液的消耗量与对氨基苯磺酸的取用量,算出本液浓度,即得。

如需用亚硝酸钠滴定液(0.05 mol/L)时,可取亚硝酸钠滴定液(0.1 mol/L)加水稀释制成。必要时标定浓度。

【贮藏】置于玻璃塞的棕色玻瓶中,密闭保存。

3. 氢氧化钠滴定液(1 mol/L、0.5 mol/L 或 0.1 mol/L)

$$NaOH = 40.00 \quad 40.00\ g \rightarrow 1\ 000\ mL;20.00\ g \rightarrow 1\ 000\ mL;4.000\ g \rightarrow 1\ 000\ mL$$

【配制】取氢氧化钠适量,加水振摇使溶解成饱和溶液,冷却后,置聚乙烯塑料瓶中,静置数日,澄清后备用。

氢氧化钠滴定液(1 mol/L)。取澄清的氢氧化钠饱和溶液56 mL,加新沸过的冷水使其成1 000 mL,摇匀。

氢氧化钠滴定液(0.5 mol/L)。取澄清的氢氧化钠饱和溶液28 mL,加新沸过的冷水使其成1 000 mL,摇匀。

氢氧化钠滴定液(0.1 mol/L)。取澄清的氢氧化钠饱和溶液5.6 mL,加新沸过的冷水使其成1 000 mL,摇匀。

【标定】氢氧化钠滴定液(1 mol/L)。取在105 ℃干燥至恒重的基准邻苯二甲酸氢钾约6 g,精密称定,加新沸过的冷水50 mL,振摇,使其尽量溶解;加酚酞指示液2滴,用本液滴定;在接近终点时,应使邻苯二甲酸氢钾完全溶解,滴定至溶液显粉红色。每1 mL氢氧化钠滴定液(1 mol/L)相当于204.2 mg的邻苯二甲酸氢钾。根据本液的消耗量与邻苯二甲酸氢钾的取用量,算出本液的浓度,即得。

氢氧化钠滴定液(0.5 mol/L)。取在105 ℃干燥至恒重的基准邻苯二甲酸氢钾约3 g,按照上法标定。每1 mL氢氧化钠滴定液(0.5 mol/L)相当于102.1 mg的邻苯二甲酸氢钾。

氢氧化钠滴定液(0.1 mol/L)。取在105 ℃干燥至恒重的基准邻苯二甲酸氢钾约0.6 g,按照上法标定。每1 mL氢氧化钠滴定液(0.1 mol/L)相当于20.42 mg的邻苯二甲酸氢钾。

如需用氢氧化钠滴定液(0.05 mol/L、0.02 mol/L或0.01 mol/L)时,可取氢氧化钠滴定液(0.1 mol/L)加新沸过的冷水稀释制成。必要时,可用盐酸滴定液(0.05 mol/L、0.02 mol/L或0.01 mol/L)标定浓度。

【贮藏】置于聚乙烯塑料瓶中,密封保存;塞中有2孔,孔内各插入玻璃管1支,一管与钠石灰管相连,一管供吸出本液使用。

4. 盐酸滴定液(1 mol/L、0.5 mol/L、0.2 mol/L或0.1 mol/L)

$HCl = 36.46$　36.46 g→1 000 mL;18.23 g→1 000 mL;7.292 g→1 000 mL; 3.646 g→1 000 mL

【配制】盐酸滴定液(1 mol/L)。取盐酸90 mL,加水适量使成1 000 mL,摇匀。

盐酸滴定液(0.5 mol/L、0.2 mol/L或0.1 mol/L)。按照上法配制,但盐酸的取用量分别为45 mL、18 mL或9.0 mL。

【标定】盐酸滴定液(1 mol/L)。取在270~300 ℃干燥至恒重的基准无水碳酸钠约1.5 g,精密称定,加水50 mL使溶解,加甲基红-溴甲酚绿混合指示液10滴,用本液滴定至溶液由绿色转变为紫红色时,煮沸2 min,冷却至室温,继续滴定至溶液由绿色变为暗紫色。每1 mL盐酸滴定液(1 mol/L)相当于53.00 mg的无水碳酸钠。根据本液的消耗量与无水碳酸钠的取用量,算出本液的浓度,即得。

盐酸滴定液(0.5 mol/L)。按照上法标定,但基准无水碳酸钠的取用量改为约0.8 g。每1 mL盐酸滴定液(0.5 mol/L)相当于26.50 mg的无水碳酸钠。

盐酸滴定液(0.2 mol/L)。按照上法标定,但基准无水碳酸钠的取用量改为约0.3 g。每1 mL盐酸滴定液(0.2 mol/L)相当于10.60 mg的无水碳酸钠。

盐酸滴定液(0.1 mol/L)。按照上法标定,但基准无水碳酸钠的取用量改为约0.15 g。每1 mL盐酸滴定液(0.1 mol/L)相当于5.30 mg的无水碳酸钠。

如需用盐酸滴定液(0.05 mol/L、0.02 mol/L或0.01 mol/L)时,可取盐酸滴定液(1 mol/L或0.1 mol/L)加水稀释制成。必要时标定浓度。

5. 高氯酸滴定液(0.1 mol/L)

$$HClO_4 = 100.46 \qquad 10.05\ g \rightarrow 1\ 000\ mL$$

【配制】取无水冰醋酸(按含水量计算,每 1 g 水加醋酐 5.22 mL)750 mL,加入高氯酸(70% ~72%)8.5 mL,摇匀,在室温下缓缓滴加醋酐 23 mL,边加边摇,加完后再振摇均匀,放冷,加无水冰醋酸适量使其成 1 000 mL,摇匀,放置 24 h。若所测供试品易乙酰化,则须用水分测定法测定本液的含水量,再用水和醋酐调节至本液的含水量为 0.01% ~0.2%。

【标定】取在 105 ℃ 干燥至恒重的基准邻苯二甲酸氢钾约 0.16 g,精密称定,加无水冰醋酸 20 mL 使其溶解,加结晶紫指示液 1 滴,用本液缓缓滴定至蓝色,并将滴定的结果用空白试验校正。每 1 mL 高氯酸滴定液(0.1 mol/L)相当于 20.42 mg 的邻苯二甲酸氢钾。根据本液的消耗量与邻苯二甲酸氢钾的取用量,算出本液的浓度,即得。

如需用高氯酸滴定液(0.05 mol/L 或 0.02 mol/L)时,取高氯酸滴定液(0.1 mol/L)用无水冰醋酸稀释制成,并标定浓度。

本液也可用二氧六环配制,取高氯酸(70% ~72%)8.5 mL,加异丙醇 100 mL 溶解后,再加二氧六环稀释至 1 000 mL。标定时,取在 105 ℃ 干燥至恒重的基准邻苯二甲酸氢钾约 0.16 g,精密称定,加丙二醇 25 mL 与异丙醇 5 mL,加热使溶解,放冷,加二氧六环 30 mL 与甲基橙-二甲苯蓝 FF 混合指示液数滴,用本液滴定至由绿色变为蓝灰色,并将滴定的结果用空白试验校正,即得。

【贮藏】置于棕色玻瓶中,密闭保存。

6. 高锰酸钾滴定液(0.02 mol/L)

$$KMnO_4 = 158.03 \qquad 3.161\ g \rightarrow 1\ 000\ mL$$

【配制】取高锰酸钾 3.2 g,加水 1 000 mL,煮沸 15 min,密塞,静置 2 日以上,用垂熔玻璃滤器滤过,摇匀。

【标定】取在 105 ℃ 干燥至恒重的基准草酸钠约 0.2 g,精密称定,加新沸过的冷水 250 mL 与硫酸 10 mL,搅拌使溶解,自滴定管中迅速加入本液约 25 mL(边加边振摇,以避免产生沉淀),待褪色后,加热至 65 ℃,继续滴定至溶液显微红色并保持 30 s 不褪;当滴定终了时,溶液温度应不低于 55 ℃,每 1 mL 高锰酸钾滴定液(0.02 mol/L)相当于 6.70 mg 的草酸钠。根据本液的消耗量与草酸钠的取用量,算出本液的浓度,即得。

如需用高锰酸钾滴定液(0.002 mol/L)时,可取高锰酸钾滴定液(0.02 mol/L)加水稀释,煮沸,放冷,必要时滤过,再标定其浓度。

【贮藏】置于玻璃塞的棕色玻瓶中,密闭保存。

7. 硝酸银滴定液(0.1 mol/L)

$$AgNO_3 = 169.87 \qquad 16.99\ g \rightarrow 1\ 000\ mL$$

【配制】取硝酸银 17.5 g,加水适量使其溶解成 1 000 mL,摇匀。

【标定】取在 110 ℃ 干燥至恒重的基准氯化钠约 0.2 g,精密称定,加水 50 mL 使其溶解,再加糊精溶液(1→50)5 mL、碳酸钙 0.1 g 与荧光黄指示液 8 滴,用本液滴定至浑浊液由黄绿色变为微红色。每 1 mL 硝酸银滴定液(0.1 mol/L)相当于 5.844 mg 的氯化钠。根据本液的消耗量与氯化钠的取用量,算出本液的浓度,即得。

如需用硝酸银滴定液(0.01 mol/L)时,可取硝酸银滴定液(0.1 mol/L)在临用前加水稀释制成。

【贮藏】置于玻璃塞的棕色玻瓶中,密闭保存。

8. 硫代硫酸钠滴定液(0.1 mol/L 或 0.05 mol/L)

$Na_2S_2O_3 \cdot 5H_2O = 248.19$　　　24.82 g→1 000 mL　　12.41 g→1 000 mL

【配制】硫代硫酸钠滴定液(0.1 mol/L)。取硫代硫酸钠 26 g 与无水碳酸钠 0.20 g,加新沸过的冷水适量使其溶解并稀释至 1 000 mL,摇匀,放置 1 个月后滤过。

硫代硫酸钠滴定液(0.05 mol/L)。取硫代硫酸钠 13 g 与无水碳酸钠 0.10 g,加新沸过的冷水适量使其溶解并稀释至 1 000 mL,摇匀,放置 1 个月后滤过;或取硫代硫酸钠滴定液(0.1 mol/L)加新沸过的冷水稀释制成。

【标定】硫代硫酸钠滴定液(0.1 mol/L)。取在 120 ℃ 干燥至恒重的基准重铬酸钾 0.15 g,精密称定,置于碘瓶中,加水 50 mL 使溶解,加碘化钾 2.0 g,轻轻振摇使其溶解,加稀硫酸 40 mL,摇匀,密塞;在暗处放置 10 min 后,加水 250 mL 稀释,用本液滴定至近终点时,加淀粉指示液 3 mL,继续滴定至蓝色消失而显亮绿色,并将滴定的结果用空白试验校正。每 1 mL 硫代硫酸钠滴定液(0.1 mol/L)相当于 4.903 mg 的重铬酸钾。根据本液的消耗量与重铬酸钾的取用量,算出本液的浓度,即得。

硫代硫酸钠滴定液(0.05 mol/L)。照上法标定,但基准重铬酸钾的取用量改为约 75 mg。每 1 mL 硫代硫酸钠滴定液(0.05 mol/L)相当于 2.452 mg 的重铬酸钾。

室温在 25 ℃ 以上时,应将反应液及稀释用水降温至约 20 ℃。

如需用硫代硫酸钠滴定液(0.01 mol/L 或 0.005 mol/L)时,可取硫代硫酸钠滴定液(0.1 mol/L 或 0.05 mol/L)在临用前加新沸过的冷水稀释制成,必要时标定浓度。

9. 硫酸滴定液(0.5 mol/L、0.25 mol/L、0.1 mol/L 或 0.05 mol/L)

$H_2SO_4 = 98.08$　49.04 g→1 000 mL;24.52 g→1 000 mL;9.81 g→1 000 mL;4.904 g→1 000 mL

【配制】硫酸滴定液(0.5mol/L)。取硫酸 30 mL,缓缓注入适量水中,冷却至室温,加水稀释至 1 000 mL,摇匀。

硫酸滴定液(0.25 mol/L、0.1 mol/L 或 0.05 mol/L)。按照上法配制,但硫酸的取用量分别为 15 mL、6.0 mL 或 3.0 mL。

【标定】按照盐酸滴定液(1 mol/L、0.5 mol/L、0.2 mol/L 或 0.1 mol/L)项下的方法标定,即得。

如需用硫酸滴定液(0.01 mol/L)时,可取硫酸滴定液 (0.5 mol/L、0.1 mol/L 或 0.05 mol/L)加水稀释制成,必要时标定浓度。

10. 硫酸铈滴定液(0.1 mol/L)

$Ce(SO_4)_2 \cdot 4H_2O = 404.30$　40.43 g→1 000 mL

【配制】取硫酸铈 42 g (或硫酸铈铵 70 g),加含有硫酸 28 mL 的水 500 mL,加热溶解后,放冷,加水适量使其成 1 000 mL,摇匀。

【标定】取在 105 ℃ 干燥至恒重的基准草酸钠约 0.2 g,精密称定,加水 75 mL 使其溶解,加硫酸溶液(取硫酸 20 mL 加入水 50 mL 中混匀,放冷)6 mL,边加边振摇,加盐酸 10 mL,加热至 70 ~ 75 ℃,用本液滴定至溶液呈微黄色。每 1 mL 硫酸铈滴定液(0.1 mol/L)相当于 6.700 mg 的草酸钠。根据本液的消耗量与草酸钠的取用量,算出本液的浓度,即得。

如需用硫酸铈滴定液(0.01 mol/L)时,可精密量取硫酸铈滴定液(0.1 mol/L),用每 100 mL 中含硫酸 2.8 mL 的水定量稀释制成。

11. 碘滴定液(0.05 mol/L)

$$I_2 = 253.81 \qquad 12.69\ g \rightarrow 1\ 000\ mL$$

【配制】取碘 13.0 g,加碘化钾 36 g 与水 50 mL 溶解后,加盐酸 3 滴与水适量使其成 1 000 mL,摇匀,用垂熔玻璃滤器滤过。

【标定】精密量取本液 25 mL,置于碘瓶中,加水 100 mL 与盐酸溶液(9→100) 1 mL,轻摇混匀,用硫代硫酸钠滴定液(0.1 mol/L)滴定至近终点时,加淀粉指示液 2 mL,继续滴定至蓝色消失。根据硫代硫酸钠滴定液(0.1 mol/L)的消耗量,算出本液的浓度,即得。

如需用碘滴定液(0.025 mol/L)时,可取碘滴定液(0.05 mol/L)加水稀释制成。

【贮藏】置于玻璃塞的棕色玻瓶中,密闭,在阴凉处保存。

12. 溴滴定液(0.05 mol/L)

$$Br_2 = 159.81 \qquad 7.990\ g \rightarrow 1\ 000\ mL$$

【配制】取溴酸钾 3.0 g 与溴化钾 15 g,加水适量使其溶解成 1 000 mL,摇匀。

【标定】精密量取本液 25 mL,置于碘瓶中,加水 100 mL 与碘化钾 2.0 g,振摇使其溶解,加盐酸 5 mL,密塞,振摇,在暗处放置 5 min,用硫代硫酸钠滴定液(0.1 mol/L)滴定至近终点时,加淀粉指示液 2 mL,继续滴定至蓝色消失。根据硫代硫酸钠滴定液(0.1 mol/L)的消耗量,算出本液的浓度,即得。

室温在 25 ℃以上时,应将反应液降温至约 20 ℃。本液每次临用前均应标定浓度。

如需用溴滴定液(0.005 mol/L)时,可取溴滴定液(0.05 mol/L)加水稀释制成,并标定浓度。

【贮藏】置于玻璃塞的棕色玻瓶中,密闭,在阴凉处保存。

13. 溴酸钾滴定液(0.016 67 mol/L)

$$KBrO_3 = 167.00 \qquad 2.784\ g \rightarrow 1\ 000\ mL$$

【配制】取溴酸钾 2.8 g,加水适量使溶解成 1 000 mL,摇匀。

【标定】精密量取本液 25 mL,置于碘瓶中,加碘化钾 2.0 g 与稀硫酸 5 mL,密塞,摇匀,在暗处放置 5 min 后,加水 100 mL 稀释,用硫代硫酸钠滴定液(0.1 mol/L)滴定至近终点时,加淀粉指示液 2 mL,继续滴定至蓝色消失。根据硫代硫酸钠滴定液(0.1 mol/L)的消耗量,算出本液的浓度,即得。

室温在 25 ℃以上时,应将反应液及稀释用水降温至约 20 ℃。

附录 **9**
药物分析实验教学大纲

药物分析实验是药物分析课程的重要组成部分,实验课教学应注重学生基本实验技能的培训,强调技能操作的规范性,从学生今后实际质检工作的需要出发,大量进行实际应用的模拟训练,在强化学生基本操作技术、专项操作技术的基础上,进行综合技术的训练,提高学生综合实验技能,培养学生理论联系实际、实事求是的工作作风,并具有良好的工作习惯和严谨的科学态度,使学生步入工作岗位以后能够具备上岗的需要,达到与岗位"零距离"。

一、实验目的

(1)理论联系实际,验证理论,丰富学生的感性知识,巩固和扩充药物分基本理论知识。

(2)熟悉药物分析实践的一般知识,熟练掌握药物分析的基本实践操作,培养学生的实践动手能力。

(3)掌握常用药物的主要理化性质,鉴别、检查及含量测定的方法及原理。

(4)学会应用药物的理化性质进行药物质量分析的方法与基本操作。

(5)培养学生正确观察实验现象、准确记录实验数据、正确分析和评价实验结果,科学表达实验结论、规范完成实验报告的能力。

(6)具有一定的利用药物分析基本知识解决实际问题的能力。

(7)以科学的态度和作风进行实践,掌握实验室常见问题的处理方法,逐步养成态度认真、实事求是、学风严谨的良好素质。

二、实验地点

药物分析实验室。

三、实验活动

(1)实验准备:仪器设备、药品试剂等。

(2)预习:阅读实验讲义,写出预习报告。

(3)实验指导:实验前讲解,实验过程中教师巡回指导。

(4)实验操作:规范操作并记录。

(5)分析总结:完成实验报告。

(6)评价:批阅实验报告并讲评。

四、实验教学内容与要求

序号	实验项目	实验内容	实验要求	实验用品		学时
				仪器及试剂	药品	
一	药品检验基本技能训练	常用容量仪器的使用	熟练掌握	常用玻璃仪器、分析天平、紫外-可见分光光度计、重铬酸钾、浓硫酸等		2
二	化学药物的鉴别	1.阿司匹林片的鉴别 2.盐酸普鲁卡因注射液的鉴别 3.维生素C片的鉴别 4.维生素B_1片的鉴别	熟练掌握	常用玻璃仪器、碘化钾淀粉试纸、研钵、水浴锅、移液管、电子天平、三氯化铁试液、稀硝酸、硝酸银试液、氨试液、二氧化锰、硫酸等	阿司匹林片、盐酸普鲁卡因注射液、维生素C片、维生素B_1片	4
三	葡萄糖的一般杂质检查	1.比旋度检查 2.酸度检查 3.氯化物的检查 4.硫酸盐的检查 5.亚硫酸盐与可溶性淀粉的检查 6.铁盐的检查 7.重金属检查法(第一法)	熟练掌握	旋光仪、酸度计、恒温水浴锅、纳氏比色管、恒温干燥箱、分析天平、氨试液、酚酞指示剂、氢氧化钠滴定液、稀硝酸、稀盐酸等	葡萄糖原料药等	4
四	药物中特殊杂质的检查	1.葡萄糖注射液中5-羟甲基糠醛的检查 2.肾上腺素中酮体的检查 3.硫酸阿托品中莨菪碱的检查 4.异烟肼中游离肼的检查	熟练掌握	旋光仪、紫外分光光度计、硅胶薄层板、硫酸肼对照品、异丙醇-丙酮(3:2)、对二甲氨基苯甲醛试液、盐酸(9→2000)等	葡萄糖注射液、肾上腺素、硫酸阿托品、异烟肼等	2
五	药物制剂常规检查项目	1.片剂重量差异及崩解时限检查	熟练掌握	称量瓶、分析天平、崩解仪、弯头或平头镊子等	维生素B_1片等	2
		2.含量均匀度检查	熟练掌握	紫外-可见分光光度计、容量瓶、移液管、电子天平、乳钵、玻璃漏斗、锥形瓶、水浴锅等	醋酸泼尼松片等	2

序号	实验项目	实验内容	实验要求	实验用品		学时
				仪器及试剂	药品	
六	药物定量分析	1.维生素 C 注射液的含量测定	熟练掌握	酸式滴定管、量筒、碘量瓶、碘滴定液、丙酮、稀醋酸、淀粉指示液等	维生素 C 注射液	2
		2.盐酸普鲁卡因注射液的含量测定	熟练掌握	永停滴定仪、移液管、量筒、烧杯、亚硝酸钠滴定液（0.1 mol/L）、盐酸溶液、溴化钾等	盐酸普鲁卡因注射液等	2
七	药品检验综合技术	1.对乙酰氨基酚片的鉴别及含量测定	熟练掌握	紫外-可见分光光度计、容量瓶、移液管、电子天平、研钵、玻璃漏斗、锥形瓶、水浴锅、乙醇、三氯化铁试液、稀盐酸、亚硝酸钠试液、碱性 β-萘酚试液、0.4%氢氧化钠溶液等	对乙酰氨基酚片等	4
		2.硫酸阿托品注射液的质量分析	熟练掌握	移液管、容量瓶、分液漏斗、试管、分析天平、紫外-可见分光光度计、水浴锅、旋光仪、硫酸阿托品对照品、三氯甲烷、溴甲酚绿溶液、发烟硝酸、乙醇、氢氧化钾、甲基红指示液、氢氧化钠滴定液（0.02 mol/L）等	硫酸阿托品注射液等	4

五、说明

（1）实验项目：共列出 7 个实验项目，可结合具体实验条件选择进行。

（2）实验要求：熟练掌握、学会。

（3）实验用品：实验所用的仪器、药品、试剂等。

（4）实验考核：依据课程实验考试大纲进行。

附录 **10**

药物分析实验考试大纲

依据药物分析课程标准,结合执业药师考试及药学专业相关资格考试,通过综合考核来评价学生是否掌握药物分析的基本理论、基本知识和基本技能。

一、考核方法

教学过程中,通过实践操作、实践报告、技能考核等多种形式对学生的职业素养、专业知识和技能进行综合考评。

二、考核内容

(1)药物分析实训基本知识及基本操作技能。
(2)药物的鉴别、检查和含量测定。

三、考核项目及评分标准

考核项目	评分标准	应得分	扣分	扣分理由
药物分析实训基本知识及基本操作技能	1.着装整洁(衣、帽、鞋),穿着规范(1分) 2.仪器清洗干净,能说出各部件名称及用途(2分) 3.实验操作:酸碱滴定管、分析天平、紫外-可见分光光度计等的使用方法(3分) 4.实验记录(1分) 5.实验报告(2分) 6.整体质量:操作科学规范,装置正确、稳妥、严密、整齐、美观及台面整洁(1分)	10分		

考核项目	评分标准	应得分	扣分	扣分理由
药物的鉴别	1.着装整洁(衣、帽、鞋),穿着规范(1分) 2.仪器清洗干净,能说出各部件名称及用途(2分) 3.实验操作:鉴别的操作流程(3分) 4.实验记录(1分) 5.实验报告(2分) 6.整体质量:操作科学规范,装置正确、稳妥、严密、整齐、美观及台面整洁(1分)	10分		
药物的杂质检查	1.着装整洁(衣、帽、鞋),穿着规范(1分) 2.仪器清洗干净,能说出各部件名称及用途(2分) 3.实验操作:杂质检查方法的操作流程(3分) 4.实验记录(1分) 5.实验报告(2分) 6.整体质量:操作科学规范,装置正确、稳妥、严密、整齐、美观及台面整洁(1分)	10分		
药物的含量测定	1.着装整洁(衣、帽、鞋),穿着规范(1分) 2.仪器清洗干净,能说出各部件名称及用途(2分) 3.实验操作:含量测定操作步骤及结果计算(3分) 4.实验记录(1分) 5.实验报告(2分) 6.整体质量:操作科学规范,装置正确、稳妥、严密、整齐、美观及台面整洁(1分)	10分		

四、说明

(1)考核项目共计4项,其中"药物分析实训基本知识及基本操作技能"项为每人(组)必选内容,另外在3项中任选1项,即每人(组)实践考核内容为2项。考核时由学生抽签决定考核内容。

(2)实践原理、仪器名称和用途、操作步骤(要点)等可采用口述或笔答等方式。

(3)实践考核结束后,要在预习报告的基础上完成实践考核报告,并按要求整理实践用品及实验室环境。指导教师当场评分。

(4)本实践考核成绩可逐步纳入期末考试成绩中计算。理论考试成绩占60%,实践考核成绩占40%(其中预习报告5分,两项实践考核20分,实践报告的规范及完整性10分,学生能运用所学知识解决和处理考核中出现的特殊情况可适当加5分)。

参考文献

［1］国家药典委员会.中华人民共和国药典:一部［M］.北京:中国医药科技出版社,2020.
［2］国家药典委员会.中华人民共和国药典:二部［M］.北京:中国医药科技出版社,2020.
［3］国家药典委员会.中华人民共和国药典:三部［M］.北京:中国医药科技出版社,2020.
［4］国家药典委员会.中华人民共和国药典:四部［M］.北京:中国医药科技出版社,2020.
［5］孙莹,刘燕.药物分析［M］.3版.北京:人民卫生出版社,2018.
［6］牛彦辉,药物分析［M］.2版.北京:人民卫生出版社,2008.
［7］梁颖.药物检验技术［M］.2版.北京:化学工业出版社,2018.
［8］杭太俊.药物分析［M］.8版.北京:人民卫生出版社,2016.
［9］王金香.药物检测技术［M］.2版.北京:人民卫生出版社,2013.

实验报告

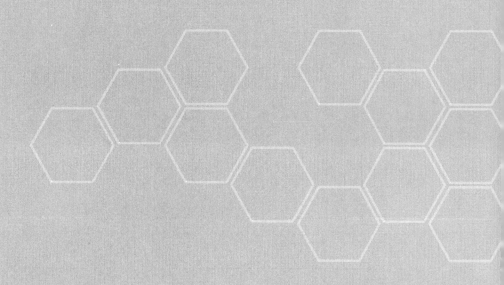

实验2　化学药物的鉴别

专业 _____ 班级 _____ 学号 _____ 姓名 _____

组号 _____ 实验时间 _____ 实验合作者 _____

实　验目　的	
实验用品	
实验步骤及结果	1.阿司匹林片的鉴别 步骤： 结果： 2.盐酸普鲁卡因注射液的鉴别 步骤： 结果： 3.维生素C片的鉴别 步骤： 结果：

续表

实验步骤及结果	4.维生素 B₁ 片的鉴别 步骤： 结果：
结果分析 （与标准 规定比较 得出结论）	
讨论(问题 与不足、建 议与改进措 施)	
教师评语及 成绩	

教师签名 _____　　　年　　月　　日

实验3　葡萄糖的一般杂质检查

专业 ＿＿＿＿＿＿＿　班级 ＿＿＿＿＿＿＿　学号 ＿＿＿＿＿＿＿　姓名 ＿＿＿＿＿＿＿

组号 ＿＿＿＿＿＿＿＿　实验时间 ＿＿＿＿＿＿＿＿　实验合作者 ＿＿＿＿＿＿＿

实 验 目 的	
实验用品	
实验步骤 及结果	1.酸度检查 步骤： 结果： 2.氯化物的检查 步骤： 结果： 3.硫酸盐的检查 步骤： 结果：

续表

实验步骤 及结果	4.铁盐的检查 步骤： 结果： 5.重金属的检查 步骤： 结果： 6.亚硫酸盐与可溶性淀粉的检查 步骤： 结果：
结果分析 （与标准规 范比较得 结论）	
讨论(问题 不足、建 议改进措 施)	
教师评语及 成绩	

教师签名 _____   年   月   日

实验 4　药物中特殊杂质的检查

专业 ＿＿＿＿＿＿＿＿　班级 ＿＿＿＿＿＿＿＿　学号 ＿＿＿＿＿＿＿＿　姓名 ＿＿＿＿＿＿＿＿

组号 ＿＿＿＿＿＿＿＿　实验时间 ＿＿＿＿＿＿＿＿　实验合作者 ＿＿＿＿＿＿＿＿

实　验 目　的	
实验用品	
实验步骤及 结果	1. 葡萄糖注射液中 5-羟甲基糠醛的检查（紫外-可见分光光度法） 步骤： 结果： 2. 肾上腺素中酮体的检查（紫外-可见分光光度法） 步骤： 结果： 3. 硫酸阿托品中莨菪碱的检查（旋光法） 步骤： 结果：

续表

实验步骤 及结果	4.异烟肼中游离肼的检查 步骤： 结果：
结果分析 （计算结果， 与标准规定 比较得出结 论）	
讨论（问题与 不足、建议与 改进措施）	
教师评语及 成绩	

教师签名 _____ 　　　年　　　月　　　日

实验 5　片剂重量差异及崩解时限检查

专业 _____　班级 _____　学号 _____　姓名 _____

组号 _____　实验时间 _____　实验合作者 _____

实验 目的	
实验用品	
实验步骤 及结果	1.维生素 B_1 片重量差异检查 步骤： 称重： 总重量 = _____　平均片重 = _____ $m_1 =$ _____g，$m_2 =$ _____g，$m_3 =$ _____g，$m_4 =$ _____g，$m_5 =$ _____g， $m_6 =$ _____g，$m_7 =$ _____g，$m_8 =$ _____g，$m_9 =$ _____g，$m_{10} =$ _____g， $m_{11} =$ _____g，$m_{12} =$ _____g，$m_{13} =$ _____g，$m_{14} =$ _____g，$m_{15} =$ _____g， $m_{16} =$ _____g，$m_{17} =$ _____g，$m_{18} =$ _____g，$m_{19} =$ _____g，$m_{20} =$ _____g。 结果计算：

续表

实验步骤 及结果	2. 维生素 B_1 片崩解时限检查 步骤： 结果：
结果分析 （与标准规 定比较得出 结论）	
讨论（问题 与不足、建议 与改进措施）	
教师评语及 成绩	

教师签名 _____ 　　　　年　　月　　日

实验6　装量差异检查

专业 ＿＿＿＿＿＿＿＿＿＿　班级 ＿＿＿＿＿＿＿＿＿＿　学号 ＿＿＿＿＿＿＿＿＿＿　姓名 ＿＿＿＿＿＿＿＿＿＿

组号 ＿＿＿＿＿＿＿＿＿＿＿＿＿　实验时间 ＿＿＿＿＿＿＿＿＿＿＿＿＿　实验合作者 ＿＿＿＿＿＿＿＿＿＿＿＿＿

实 验 目 的	
实验用品	
实验步骤 及结果	1.注射用青霉素钠的装量差异检查 步骤： 称重： 总的重量： $m_1 =$ ＿＿＿＿＿＿g, $m_2 =$ ＿＿＿＿＿＿g, $m_3 =$ ＿＿＿＿＿＿g, $m_4 =$ ＿＿＿＿g, $m_5 =$ ＿＿＿＿g 空瓶的重量： $m_1 =$ ＿＿＿＿＿＿g, $m_2 =$ ＿＿＿＿＿＿g, $m_3 =$ ＿＿＿＿＿＿g, $m_4 =$ ＿＿＿＿g, $m_5 =$ ＿＿＿＿g 计算每瓶内容物的重量： $m_1 =$ ＿＿＿＿＿＿g, $m_2 =$ ＿＿＿＿g, $m_3 =$ ＿＿＿＿g, $m_4 =$ ＿＿＿＿g, $m_5 =$ ＿＿＿＿g 计算平均装量 $m =$ ＿＿＿＿＿＿＿＿＿＿g 结果计算：

续表

实验步骤 及结果	2. 诺氟沙星胶囊的装量差异检查 步骤： 称重： 总的重量： $m_1 = $ _____ g, $m_2 = $ _____ g, $m_3 = $ _____ g, $m_4 = $ _____ g, $m_5 = $ _____ g, $m_6 = $ _____ g, $m_7 = $ _____ g, $m_8 = $ _____ g, $m_9 = $ _____ g, $m_{10} = $ _____ g, $m_{11} = $ _____ g, $m_{12} = $ _____ g, $m_{13} = $ _____ g, $m_{14} = $ _____ g, $m_{15} = $ _____ g, $m_{16} = $ _____ g, $m_{17} = $ _____ g, $m_{18} = $ _____ g, $m_{19} = $ _____ g, $m_{20} = $ _____ g。 囊壳的重量： $m_1 = $ _____ g, $m_2 = $ _____ g, $m_3 = $ _____ g, $m_4 = $ _____ g, $m_5 = $ _____ g, $m_6 = $ _____ g, $m_7 = $ _____ g, $m_8 = $ _____ g, $m_9 = $ _____ g, $m_{10} = $ _____ g, $m_{11} = $ _____ g, $m_{12} = $ _____ g, $m_{13} = $ _____ g, $m_{14} = $ _____ g, $m_{15} = $ _____ g, $m_{16} = $ _____ g, $m_{17} = $ _____ g, $m_{18} = $ _____ g, $m_{19} = $ _____ g, $m_{20} = $ _____ g。 计算每粒内容物的重量： $m_1 = $ _____ g, $m_2 = $ _____ g, $m_3 = $ _____ g, $m_4 = $ _____ g, $m_5 = $ _____ g, $m_6 = $ _____ g, $m_7 = $ _____ g, $m_8 = $ _____ g, $m_9 = $ _____ g, $m_{10} = $ _____ g, $m_{11} = $ _____ g, $m_{12} = $ _____ g, $m_{13} = $ _____ g, $m_{14} = $ _____ g, $m_{15} = $ _____ g, $m_{16} = $ _____ g, $m_{17} = $ _____ g, $m_{18} = $ _____ g, $m_{19} = $ _____ g, $m_{20} = $ _____ g。 计算平均装量 $m = $ _____ g 结果计算：

续表

实验步骤及结果	3. 维生素 E 软胶囊的装量差异检查 步骤： 称重： 总的重量： $m_1 = $ _____ g, $m_2 = $ _____ g, $m_3 = $ _____ g, $m_4 = $ _____ g, $m_5 = $ _____ g, $m_6 = $ _____ g, $m_7 = $ _____ g, $m_8 = $ _____ g, $m_9 = $ _____ g, $m_{10} = $ _____ g, $m_{11} = $ _____ g, $m_{12} = $ _____ g, $m_{13} = $ _____ g, $m_{14} = $ _____ g, $m_{15} = $ _____ g, $m_{16} = $ _____ g, $m_{17} = $ _____ g, $m_{18} = $ _____ g, $m_{19} = $ _____ g, $m_{20} = $ _____ g。 囊壳的重量： $m_1 = $ _____ g, $m_2 = $ _____ g, $m_3 = $ _____ g, $m_4 = $ _____ g, $m_5 = $ _____ g, $m_6 = $ _____ g, $m_7 = $ _____ g, $m_8 = $ _____ g, $m_9 = $ _____ g, $m_{10} = $ _____ g, $m_{11} = $ _____ g, $m_{12} = $ _____ g, $m_{13} = $ _____ g, $m_{14} = $ _____ g, $m_{15} = $ _____ g, $m_{16} = $ _____ g, $m_{17} = $ _____ g, $m_{18} = $ _____ g, $m_{19} = $ _____ g, $m_{20} = $ _____ g。 计算每粒内容物的重量： $m_1 = $ _____ g, $m_2 = $ _____ g, $m_3 = $ _____ g, $m_4 = $ _____ g, $m_5 = $ _____ g, $m_6 = $ _____ g, $m_7 = $ _____ g, $m_8 = $ _____ g, $m_9 = $ _____ g, $m_{10} = $ _____ g, $m_{11} = $ _____ g, $m_{12} = $ _____ g, $m_{13} = $ _____ g, $m_{14} = $ _____ g, $m_{15} = $ _____ g, $m_{16} = $ _____ g, $m_{17} = $ _____ g, $m_{18} = $ _____ g, $m_{19} = $ _____ g, $m_{20} = $ _____ g。 结果计算：

续表

结果分析（与标准规定比较得出结论）	
讨论（问题与不足、建议与改进措施）	
教师评语及成绩	

教师签名 _____ 　　年　　月　　日

实验7　含量均匀度检查

专业 _____ 班级 _____ 学号 _____ 姓名 _____

组号 _____ 实验时间 _____ 实验合作者 _____

实 验 目 的	
实验用品	
实验步骤 及结果	步骤： 测得吸光度为： $A_1 =$ _____ ;$A_2 =$ _____ ;$A_3 =$ _____ ;$A_4 =$ _____ ;$A_5 =$ _____ ; $A_6 =$ _____ ;$A_7 =$ _____ ;$A_8 =$ _____ ;$A_9 =$ _____ ;$A_{10} =$ _____ ; 结果计算（含量计算公式）： $X_1 =$ $X_2 =$ $X_3 =$ $X_4 =$ $X_5 =$ $X_6 =$ $X_7 =$

续表

实验步骤及结果	$X_8 =$ $X_9 =$ $X_{10} =$
结果分析（与标准规定比较得出结论）	
讨论（问题与不足、建议与改进措施）	
教师评语及成绩	

教师签名 _____ 年 月 日

实验 8　对乙酰氨基酚片的鉴别及含量测定

专业 _____ 班级 _____ 学号 _____ 姓名 _____

组号 _____ 实验时间 _____ 实验合作者 _____

实 验目 的	
实验用品	
实验步骤及结果	1. 鉴别 (1)步骤： 结果： (2)步骤： 结果： 2. 含量测定 步骤： 测得吸光度为：(1)①_____ ②_____ ，平均吸光度：_____。 　　　　　　　(2)①_____ ②_____ ，平均吸光度：_____。 　　　　　　　(3)①_____ ②_____ ，平均吸光度：_____。

续表

实验步骤及结果	含量计算公式： $X_1 =$ $X_2 =$ $X_3 =$ $X = \underline{\hspace{4cm}}$ %（应为标示量的95.0%～105.0%）
结果分析 （与标准 规定比较 得出结论）	
讨论(问题 与不足、建议 与改进措施)	
教师评语及 成绩	

教师签名 _____ 　　　年　　月　　日

实验9 盐酸普鲁卡因注射液的含量测定

专业 _____ 班级 _____ 学号 _____ 姓名 _____

组号 _____ 实验时间 _____ 实验合作者 _____

实验 目的	
实验用品	
实验步骤 及结果	步骤： 亚硝酸钠滴定液浓度：_____mol/L；　T = _____mg/mL； 消耗亚硝酸钠滴定液(0.05 mol/L)体积(mL)： V_1 = _____；V_2 = _____；V_3 = _____。 含量计算： X_1 = X_2 = X_3 = $\overline{X}$ = _____% 。（应为标示量的 95.0% ~ 105.0%）

续表

结果分析 （与标准 规定比较 得出结论）	
讨论（问题 与不足、建 议与改进 措施）	
教师评语及 成绩	

教师签名 _____ 年　　月　　日

实验 10　硫酸阿托品注射液的质量分析

专业 ＿＿＿＿＿＿＿＿　班级 ＿＿＿＿＿＿＿＿　学号 ＿＿＿＿＿＿＿＿　姓名 ＿＿＿＿＿＿＿＿

组号 ＿＿＿＿＿＿＿＿　实验时间 ＿＿＿＿＿＿＿＿　实验合作者 ＿＿＿＿＿＿＿＿

实验 目的	
实验用品	
实验步骤 及结果	1. 鉴别 步骤： 结果： 2. 检查 （1）酸度 步骤： 结果： （2）莨菪碱 步骤： 结果：

续表

实验步骤 及结果	3. 含量测定 步骤： 测得吸光度为： 对照品溶液：①_____,②_____平均：_____ 供试品溶液：样 1：①_____,②_____平均：_____ 　　　　　　样 2：①_____,②_____平均：_____ 　　　　　　样 3：①_____,②_____平均：_____ 含量计算： $X_1 =$ $X_2 =$ $X_3 =$ $X =$ _____（应为标示量的 90.0% ~ 110.0%）
结果分析 （与标准 规定比较 得出结论）	
讨论(问题 与不足、建 议与改进措 施)	
教师评语及 成绩	

教师签名 _____　　　　年　　月　　日

实验 11　维生素 C 注射液的含量测定

专业 _____ 班级 _____ 学号 _____ 姓名 _____
组号 _____ 实验时间 _____ 实验合作者 _____

实　验 目　的	
实验用品	
实验步骤 及结果	步骤： 消耗碘滴定液(0.05 mol/L)的体积为：(1) _____ mL,(2) _____ mL,(3) _____ mL 碘滴定液(0.05 mol/L)浓度为：_____,T = _____mg/mL 含量计算： $X_1 =$ $X_2 =$ $X_3 =$ $X =$ _____（应为标示量的 90.0% ~ 110.0%）

续表

结果分析 （与标准 规定比较 得出结论）	
讨论（问题 与不足、建 议与改进措 施）	
教师评语及 成绩	

教师签名 _____ 　　年　　月　　日

实验 12　纯化水的质量分析

专业 ＿＿＿＿＿＿＿＿　班级 ＿＿＿＿＿＿＿　学号 ＿＿＿＿＿＿＿＿　姓名 ＿＿＿＿＿＿＿＿

组号 ＿＿＿＿＿＿＿＿＿＿　实验时间 ＿＿＿＿＿＿＿＿　实验合作者 ＿＿＿＿＿＿＿＿＿

实　验 目　的	
实验用品	
实验步骤 及结果	1. 酸碱度 步骤： 结果： 2. 硝酸盐 步骤： 结果： 3. 亚硝酸盐 步骤： 结果：

续表

实验步骤 及结果	4. 氨 步骤： 结果： 5. 易氧化物 步骤： 结果： 6. 不挥发物 步骤： 结果： 7. 重金属 步骤： 结果：

续表

结果分析 （与标准 规定比较 得出结论）	
讨论（问题 与不足、建 议与改进措 施）	
教师评语及 成绩	

教师签名 _____ 年　月　日